“秀”如其来

生发有道

赵　娴　甘凤山　周箐竹　主编

YNKJ 云南科技出版社
·昆明·

图书在版编目（C I P）数据

“秃”如其来，生发有道 / 赵娴，甘凤山，周箐竹主编．-- 昆明：云南科技出版社，2023.9
ISBN 978-7-5587-5188-2

Ⅰ．①秃… Ⅱ．①赵… ②甘… ③周… Ⅲ．①秃病－防治－问题解答②头发－护理－问题解答 Ⅳ．① R758.71-44 ② TS974.22-44

中国国家版本馆 CIP 数据核字（2023）第 170653 号

“秃”如其来　生发有道

“ TU ” RU QI LAI　SHENG FA YOU DAO

赵　娴　甘凤山　周箐竹　主编

出 版 人：温　翔
责任编辑：汤丽鋆
整体设计：长策文化
责任校对：秦永红
责任印制：蒋丽芬

书　　号：ISBN 978-7-5587-5188-2
印　　刷：昆明亮彩印务有限公司
开　　本：787mm × 1092mm　1/20
印　　张：6.2
字　　数：97 千字
版　　次：2023 年 9 月第 1 版
印　　次：2023 年 9 月第 1 次印刷
定　　价：68.00 元

出版发行：云南科技出版社
地　　址：昆明市环城西路 609 号
电　　话：0871-64120740

编委会

主　编:

赵　娴　昆明医科大学附属甘美医院 / 昆明市第一人民医院

甘凤山　昆明医科大学附属甘美医院 / 昆明市第一人民医院

周箐竹　昆明医科大学附属甘美医院 / 昆明市第一人民医院

副主编:

浦仆飞　昆明医科大学附属甘美医院 / 昆明市第一人民医院

赫　佳　昆明医科大学附属甘美医院 / 昆明市第一人民医院

黄文莉　昆明医科大学附属甘美医院 / 昆明市第一人民医院

参　编:

华颖坚　普洱市人民医院

左卫堂　文山壮族苗族自治州人民医院

杨　聪　文山州人民医院

梁作辉　玉溪市人民医院

卜彬彬　楚雄州人民医院

申开艳　昭通中医医院

乔　娜　曲靖市第一人民医院

许　铃　保山市人民医院

孙素姣　大理大学第一附属医院

陈淑媛　云南省滇南中心医院（红河州第一人民医院）

毛　雁　德宏州人民医院

欧阳珊　迪庆藏族自治州州人民医院

陈宗劼　丽江市人民医院

王天仙　昆明韩辰医疗美容医院

资助项目：

· 云南省“万人计划”专项培养计划（赵娴）

· 云南省卫生健康委员会医学学科带头人培养计划（D-2019026）

· 云南省科技计划项目（昆医联合专项 - 面上项目）（赵娴）

· 昆明市卫生科技人才培养项目医学科技学科带头人培养项目〔2022-SW（带头）-33〕

· “春城计划”高层次人才引进工程青年人才专项（赫佳）

· 昆明市卫生科技人才培养项目医学科技学科后备人才培养项目〔2022-SW（后备）-89〕

· 云南省科技计划项目（昆医联合专项 - 面上项目 -202201AY070001-199）

前　言

尊敬的发友,感谢您翻开这本关于科普毛发知识的书籍。在编写《"秃"如其来,生发有道》前,我们发现市面上关于毛发健康管理的书籍不仅数量较少且呈现的知识老旧,于是我们萌发了将最新的毛发知识以直观、简洁的方式展现给大众的想法。作为公立医院的医务人员,我们有义务向亲爱的求美者们传递最前沿的毛发管理知识。

昆明市第一人民医院整形美容科毛发管理团队在毛发领域深耕多年,面诊及治疗毛发相关疾病患者上万例,技术成熟。我们稳定开展自体毛发移植手术,并相继开展各类毛发养护治疗新技术、新方法,得到广大发友的认可。团队成员将数年的临床经验总结提炼并对相关数据进行收集,查阅大量国内外文献,结合广大发友们的需求,认真编写了《"秃"如其来,生发有道》一书,以期让发友们在繁忙的工作、社交中,在饱受脱发困扰的时候,有一本通俗易懂的毛发健康管理的书籍为自己"出谋划策",指导我们在日常生活中正确养护头发。

本书收集了123个关于毛发的问题,近10万字,从毛发基础知识、护发小贴士、日常护发误区、毛发健康管理、毛发移植五大板块循序渐进展开讲述。本书在编写过程中得到了上海华山医院毛发中心吴文育教授团队、广州南方医院苗勇教授团队、中日友好医院毛发团队对给予我们的支持和帮助。此次执笔的各位编者都是在百忙之中完成了该书的编写任务。值此,谨致上衷心的感谢!

赵　娴　教授

2023年7月于昆明

目　录

\第一章\

毛发的概述

\第二章\

关于脱发

\ 第三章 \

脱发的非手术治疗

\ 第四章 \

毛发移植技术

\第五章\

防脱发的日常养护

对自己的毛发你知道多少？

认识自己的毛发

第一章

毛发的概述

1. 头发对我们有什么用

从生理上来说，头发对我们头皮可以起到保护作用，可以避免紫外线对头皮的直接照射，也起到防寒保暖的作用。

从美学上来说，头发，尤其是前发际线构成我们审美的一个重要元素。

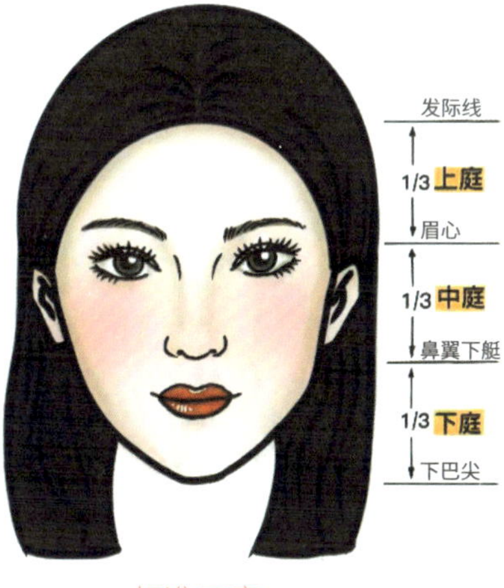

标准三庭

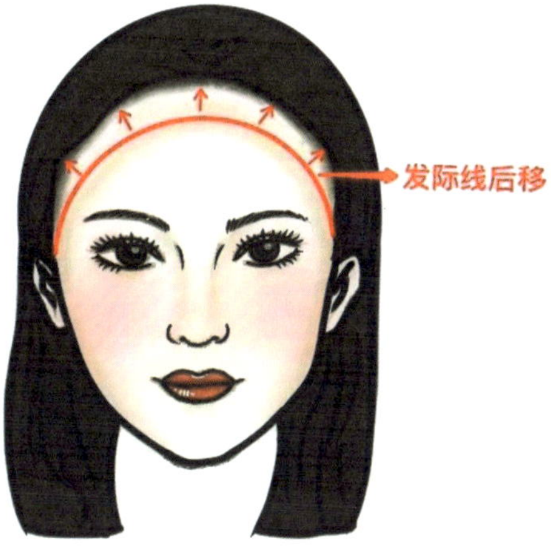

发际线后移

2. 一个人到底有多少根头发呢

头发是皮肤的一个附属器官，人平均有头发12万～20万根，但发量也因人种的不同而有所差异。

不同人种的头发特征

人种	头发数量	头发形状	发丝截面形状
黄种人	10 万根左右	直发为主	近似圆形
黑种人	8 万根左右	短卷形状	近似扁圆
白种人	12 万根左右	波浪形状	近似椭圆

我们的头发是一根一根独自生长吗？不是的，其实大家近距离仔细观察一下身边人的头皮就会发现，我们的头发是成簇生长的，也就是每个毛囊中生长着一簇头发，每一簇包含1～5根头发。

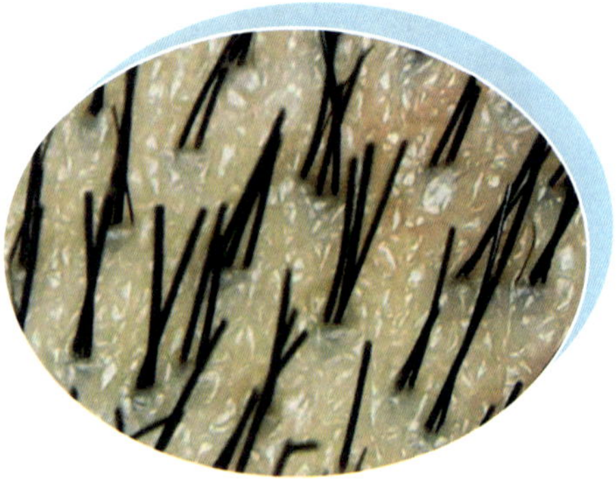

每个毛囊含毛发数量

3. 正常情况下毛囊单位的密度是多少

正常情况下，每平方厘米的头皮生长有80～110个毛囊，个体之间存在差异。白种人的毛囊密度高于黄种人及黑种人。一般顶部及枕部毛囊密度高于两侧。

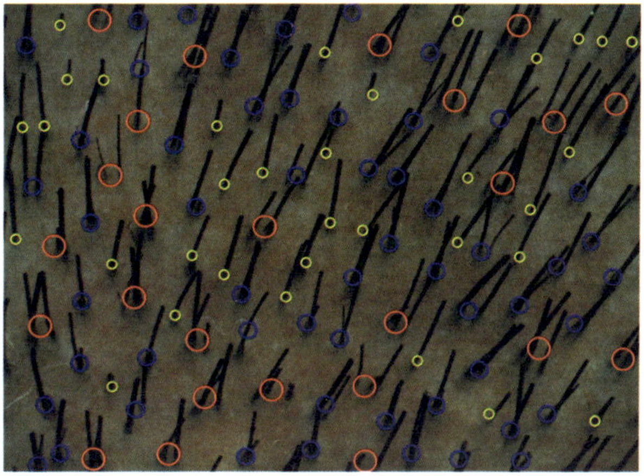

○—1 根头发；○—2 根头发；○—3 根头发。

图像面积（cm^2）：1.29；
目标区域面积（cm^2）：1.29；
毛囊单位数量（FU）：114；
毛囊单位密度（FU/cm^2）：88.48。

放大镜下测量毛囊密度

毛囊单位测量结果

毛囊单位区分	数量（FU）	密度（FU/cm^2）	比例（%）
1 根头发	34	26.39	29.82
2 根头发	55	42.69	48.25
超过 3 根头发	25	19.40	21.93

4. 健康的毛发由哪些部分组成

毛发可分为毛囊和毛干两大部分，位于真皮和皮下的部分称为毛囊，位于皮肤以外的可见部分称为毛干。毛干结构复杂，可分为多层结构，主要由角蛋白（占毛发重量的65%～95%）和含有黑素颗粒的毛皮质构成。毛小皮是毛皮质的保护层，由多层鳞片样角化细胞重叠而成，约占毛发纤维重量的10%。而毛囊传统上又分为3个部分：毛囊下部（毛球和毛球上部）、峡部（包括隆突部）和漏斗部。

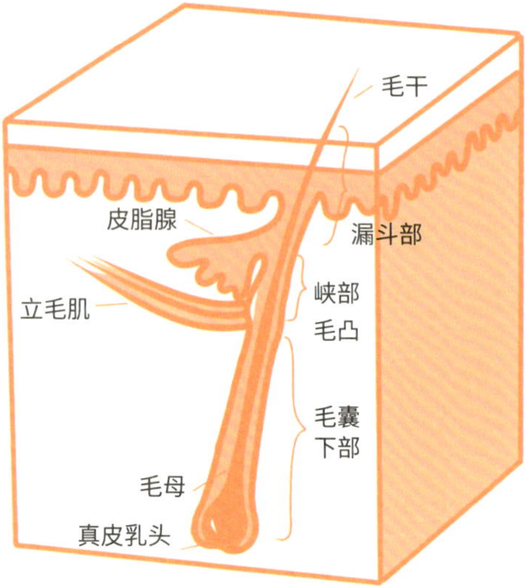

毛发的结构

5. 睫毛为什么不能长得像头发那么长

毛发的生长具有周期性。每个毛囊都经历3个连续的生长阶段：生长期、退行期和休止期。

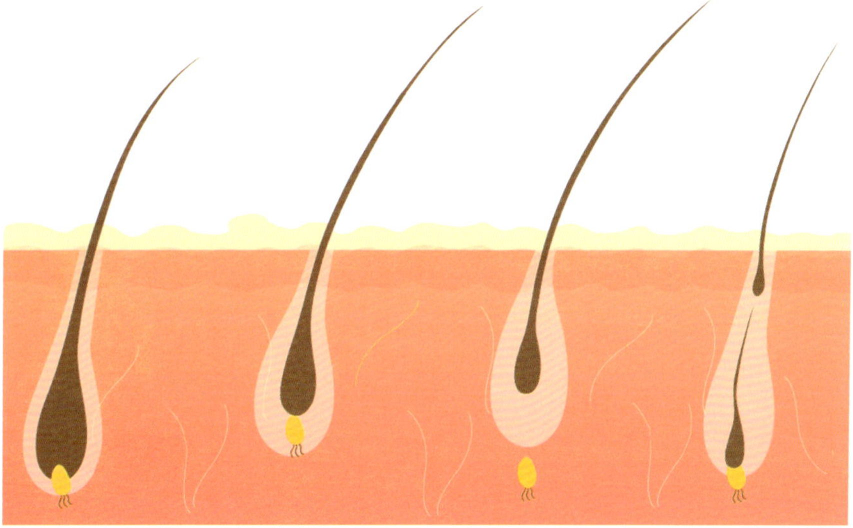

毛发的生长周期

身体不同部位毛发的生长周期及生长速度不同。头发的生长期可以持续2～6年，每日生长速度0.27～0.40mm；睫毛生长期为3个月，每日生长速度约0.12mm；眉毛、胸毛、手及腿部的汗毛生长期为4～7个月，每日生长速度约0.20mm。因睫毛生长周期及生长速度均低于头发毛囊，所以睫毛不会长得像头发那么长。

温馨提示

虽说正常头发每天增长0.27～0.4mm，但实际情况存在个体差异，也存在种族差异，黄种人毛发生长速度较黑种人快。

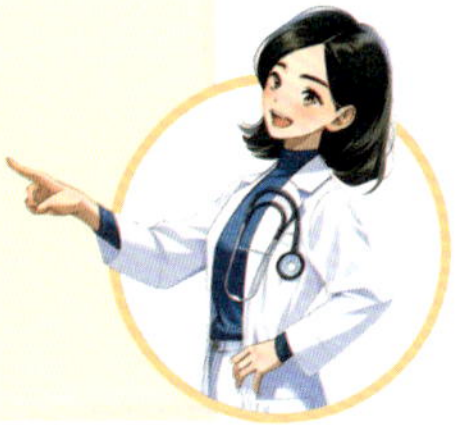

身体不同部位毛发生长周期及生长速度

毛发	生长周期	每日生长速度
头发	2 ~ 6 年	0.27 ~ 0.4mm
睫毛	3 个月	0.12mm
眉毛、胸毛、手臂及腿部的汗毛	4 ~ 7 个月	0.2mm

6. 毛发有哪几种类型

除了掌跖、指趾屈面、唇红、龟头、包皮内面、小阴唇、大阴唇内侧、阴蒂等部位没有毛发，人体其余皮肤区域均有毛发覆盖。体表的毛发一般有三种类型：胎毛、毳毛、终毛。

毛发的类型及特点

毛发类型	特点
胎毛	胎毛是胎儿时期形成的体毛，纤细柔软，不含色素，一般出生前脱落，或者持续到出生后几周脱落。胎毛属于毳毛的一种，但比成人毳毛长
毳毛	毳毛毛干短而且细，含有少量色素，通常没有髓质，没有立毛肌，毳毛毛囊较小，深度较浅，不超过真皮上部。儿童和青年女性较容易看到毳毛
终毛	相较于毳毛终毛浓密且长，颜色较深。因身体不同区域对雄激素敏感性不同，终毛分为雄激素依赖型，比如腋毛；对雄激素不敏感型，比如眉毛；不依赖雄激素但对雄激素敏感型，比如易感人群的顶部头发

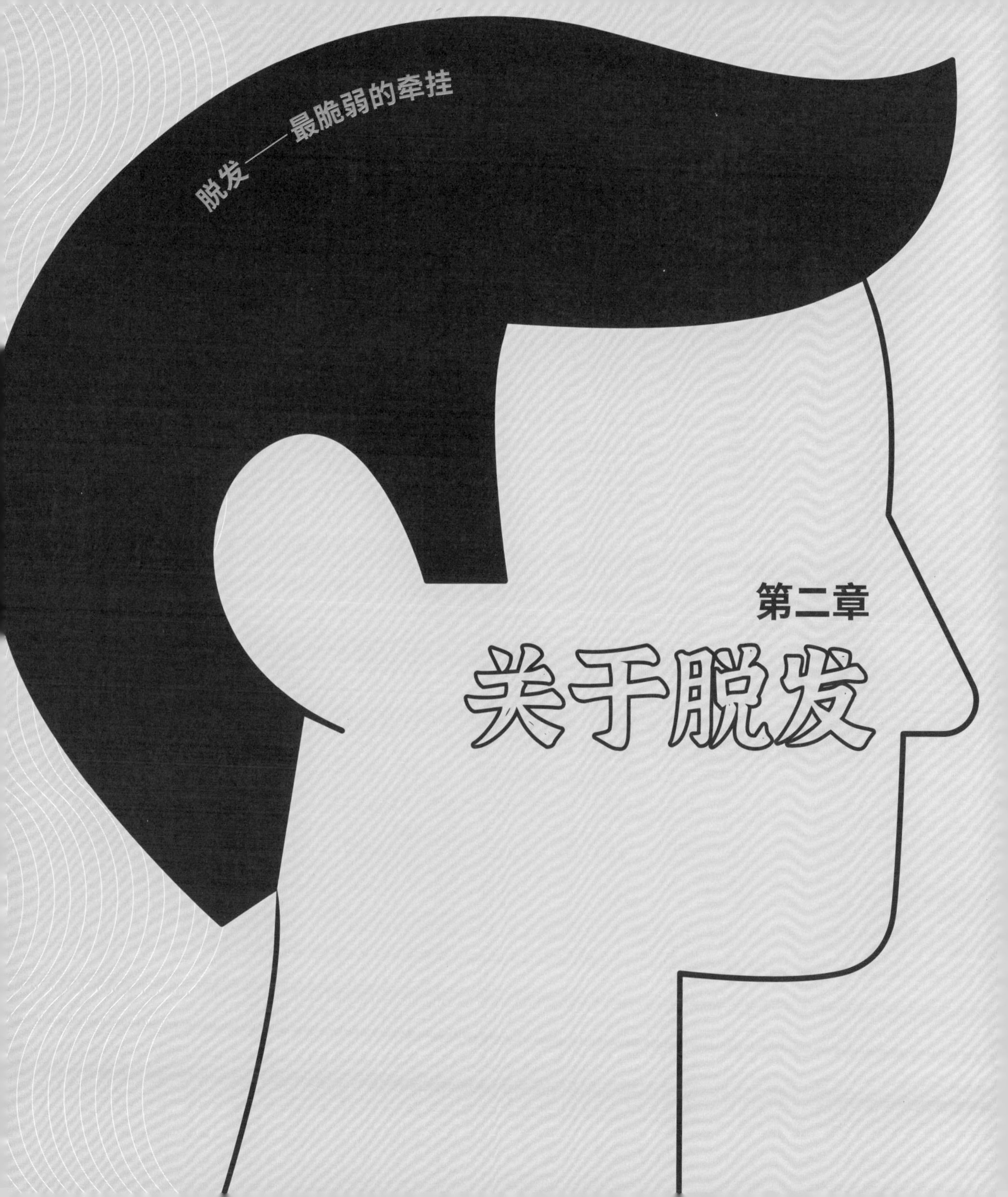

脱发——最脆弱的牵挂

第二章

关于脱发

7. 在我国，脱发的人多吗

中国健康促进与教育协会2011年11月公布的《中国脱发人群调查》数据表明，我国脱发人群约达2亿，其中男性脱发人数约1.3亿；2015年总脱发人数将接近2.4亿；而最新数据显示，目前每6个中国人中就有1个存在脱发症状。在我国男性脱发患者中，60%的男性在25岁前就开始脱发，30岁以前开始脱发的达到84%。“80后”约占脱发人群的38%，“90后”占36%左右，最小的脱发患者只有15岁。2022年，中国脱发人群调查显示，我国男性脱发人数达1.63亿。

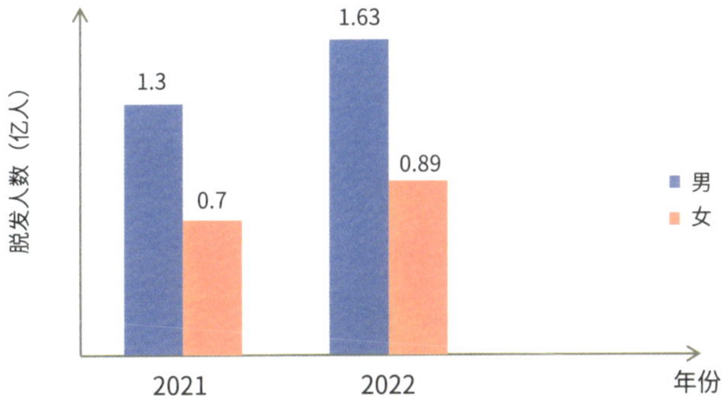

2021—2022 年中国脱发人群调查情况

“秃”如其来
生发问道

8. 怎么判断自己有没有脱发

脱发是指头发脱落的现象。正常情况下，脱落的头发已处于退行期或休止期。由于进入退行期的头发数量与进入新的生长期的头发数量处于动态平衡，故人能维持正常数量的头发。正常人每天要脱落 50～75 根头发。我们都知道毛发的生长具有周期性，即生长期、退行期及休止期。处于生长期的头发约占全部头发的85％，此期间头发每天增长 0.27～0.40mm。头发的生长期为2～6 年，进入退行期以后，毛囊下部包括生发部分的毛球开始萎缩，毛发不再增长且变得松动而易于脱落，处于退行期的毛发约占1％。到休止期时，毛囊下部完全萎缩，毛发脱落，处于休止期的毛发约占 14％。休止期持续3～6 个月，而后毛囊进入新的生长期，又有新发长出。

如果每天掉发数量超过100根或者是用手指夹起50～80根头发轻拉，掉落超过5根头发，就建议前往医院检查，以排除病理性脱发。

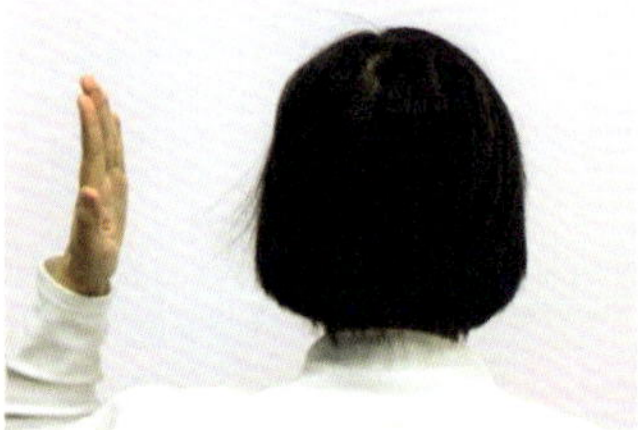

第一步，伸开五指

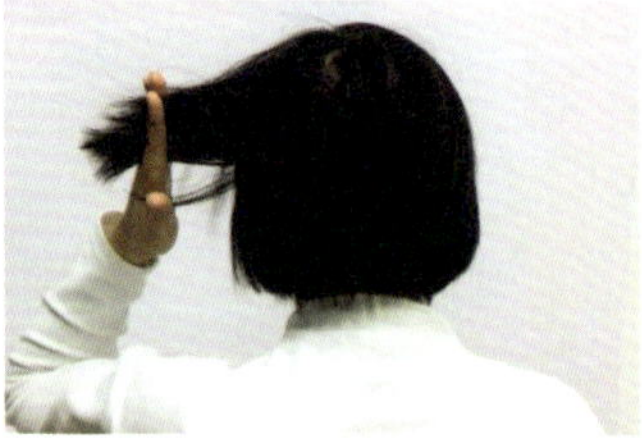

第二步，夹起头发轻拉检验

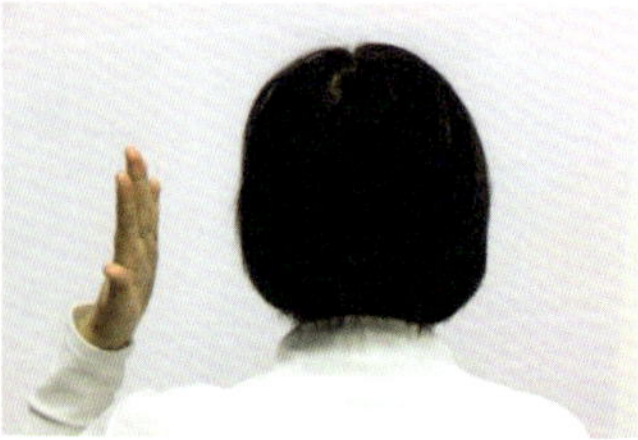

第三步，查看掉发数量

掉发数量的方法

9. 紫外线会引起脱发或加重脱发吗

海拔较高的地区紫外线也相对较强。因此，生活在高原地区的人们难免担忧：紫外线会引起脱发或加重脱发吗？答案是肯定的。

头皮长时间暴露在紫外线较强的阳光下会使毛干和毛囊受损，致其功能减弱或消失，同时还会加速头皮衰老，使头皮变薄、弹性变差、血供减少，进而影响毛囊的生长环境，导致脱发或加重雄激素性脱发。过多的阳光照射也会影响毛囊黑素的形成和降解，从而影响毛干的颜色及质量。

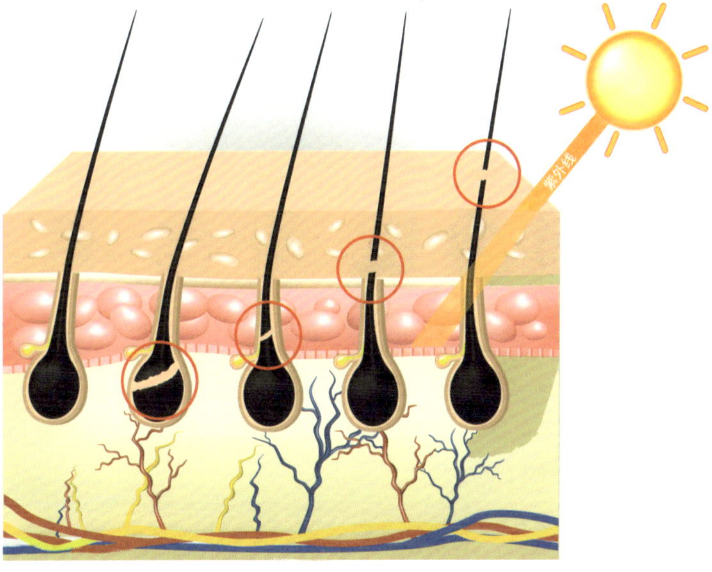

紫外线对头发的伤害

10. 脱发真的会遗传吗

研究表明，雄激素性脱发与遗传有关。父亲如有脱发史，其后代脱发的概率就高。雄激素性脱发对于男性来说是显性遗传，对女性则是隐性遗传，所以男性脱发的人数超过女性。

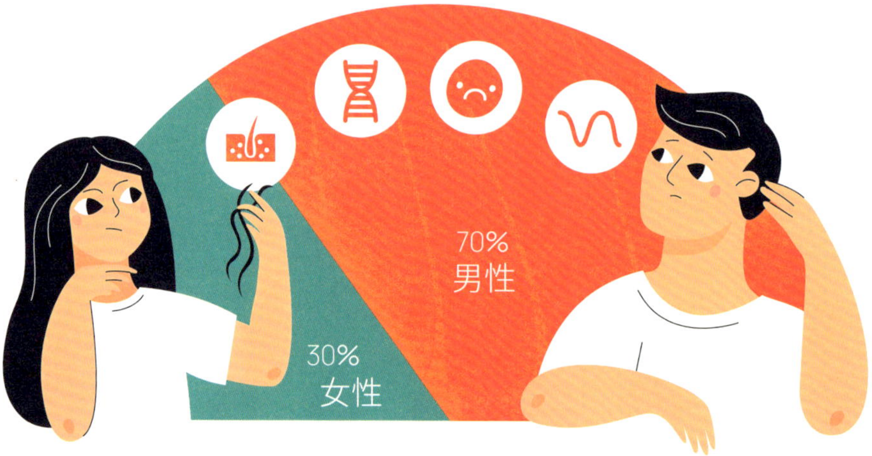

雄激素性脱发的性别比例

11. “鬼剃头”是怎么回事

“鬼剃头”的医学术语是斑秃，斑秃是一种常见的非瘢痕性脱发，表现为突然出现一个或数个类似圆形脱发为特征的脱发斑。斑秃的病因尚不完全清楚，目前的研究证据表明斑秃可能是一种遗传易感性的自身免疫性疾病，导致毛囊生长期阻断和毛发脱落。随病情的发展，圆形脱发区可能会扩大，导致头发全部脱落，严重的会牵累全身其他毛发跟着脱落。

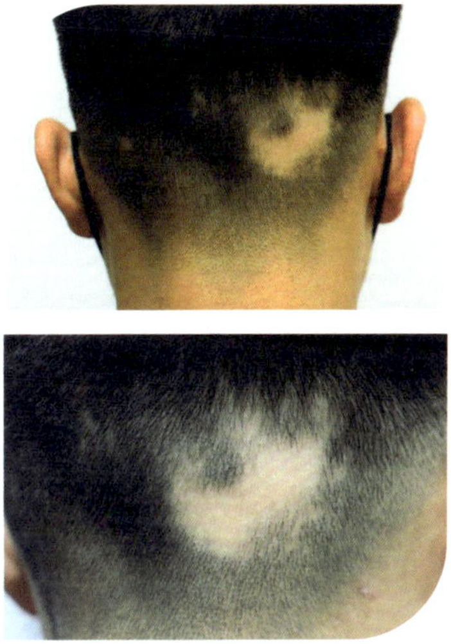

斑秃

温馨提示

出现“鬼剃头”也不要惊慌，面积小的、单发的脱发斑一般数月后可能自愈，患者也可以使用外用药物或者接受药物皮内注射等方式进行治疗。半年之后若是还长不出头发还可以考虑毛发移植。

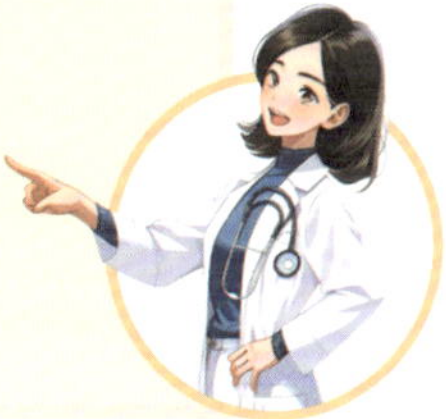

12. 生孩子会加重脱发吗

女性在生完孩子后都会出现脱发的情况，这是因为体内雌激素分泌使头发生长周期变长，加上孕期情绪和营养等多方面的影响，从而导致头发在产后加速脱落。

女性在产后要调节好心态并摄取足够的营养，不要因脱发而过度焦虑，脱发的症状会在激素水平慢慢恢复正常后逐渐缓解。

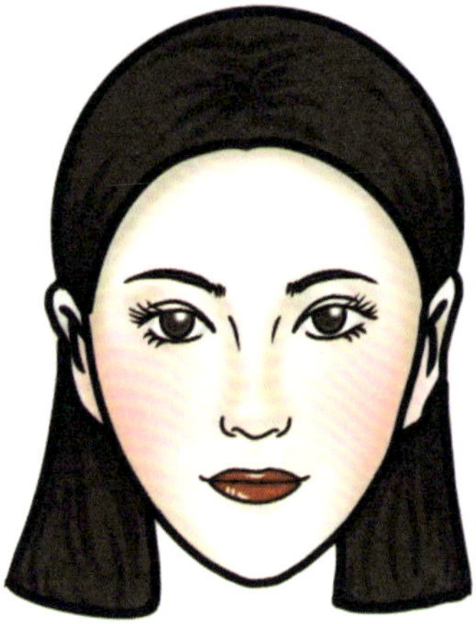

生孩子前

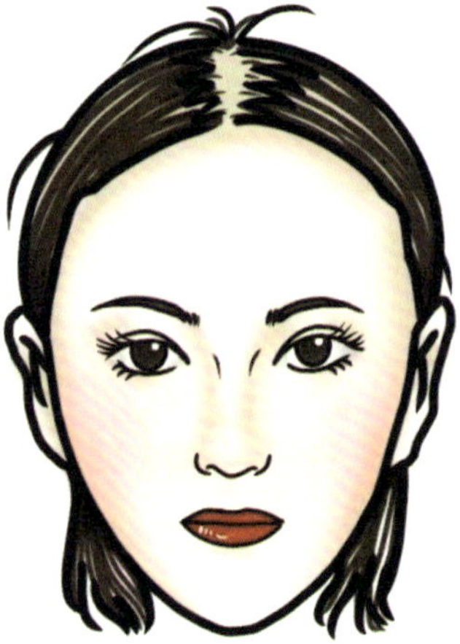

生孩子后

13. 脂溢性脱发是因为头皮油吗

雄激素脱发也被称为脂溢性脱发，是一种常见的毛发疾患，属于临床上最常见的脱发类型，也是大部分男性的“忠实跟随者”。脂溢性脱发并不是头皮油造成的，而是由于体内的雄激素性分泌过多引起的。男性雄激素主要为睾丸产生的睾酮，同时肾上腺皮质也可合成少量脱氢表雄酮和雄烯二酮，而头顶的毛囊并不耐受这类激素，就会出现毛囊萎缩、头发脱落的情况。脂溢性脱发多发于皮脂腺分泌旺盛的青壮年，也有一些青春期患者。患者往头发细软，伴有头屑多、头皮出油的明显特点，脱发自头顶部开始，逐渐向周围蔓延。一般枕部和颅顶下部的毛囊不受累。

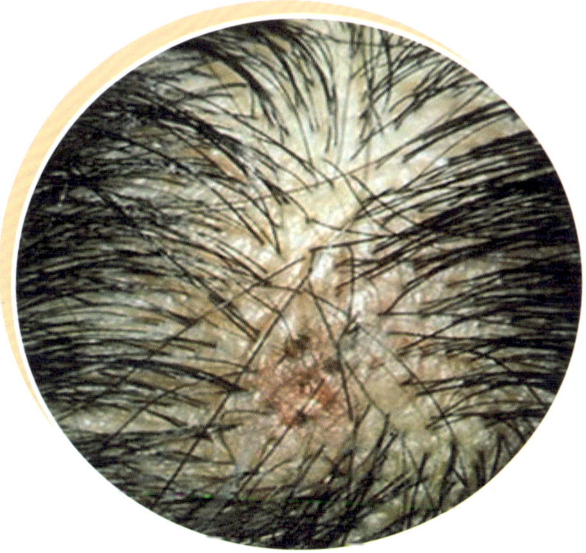

头皮出油

14. 女性也会出现雄激素性脱发吗

女性雄激素性脱发也称女性型脱发，是临床上常见的脱发类别。目前，大多数学者认为其发病机制与男性雄激素性脱发相似，与患者体内二氢睾酮浓度异常升高或其受体敏感性增强密切相关。女性雄激素性脱发患者主要表现为头顶部与发际缘之间头发弥漫性稀疏、纤细，从中央向四周发量渐稀，形成向心性脱发，有时还会出现“感叹号样”发。女性体内的雄激素（主要为雄烯二醇，）主要来源于肾上腺皮质合成和卵巢的少量分泌。当发生饮食不当、精神过度紧张、睡眠不足、情绪低落或心理压力过大、产后雌激素水平的改变等情况时，内分泌平衡受到影响，女性就会出现脱发等症状。

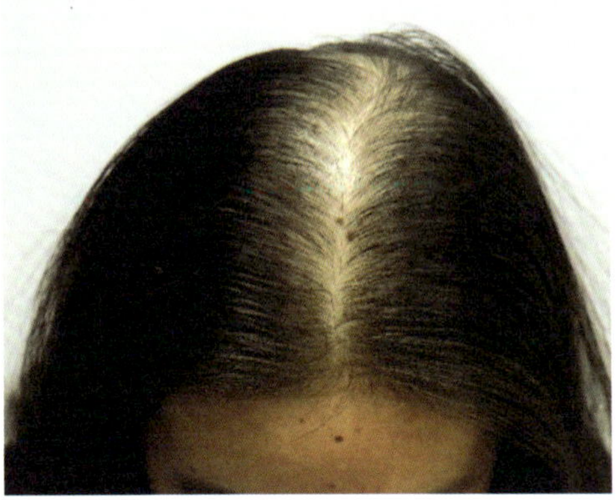

向心性脱发

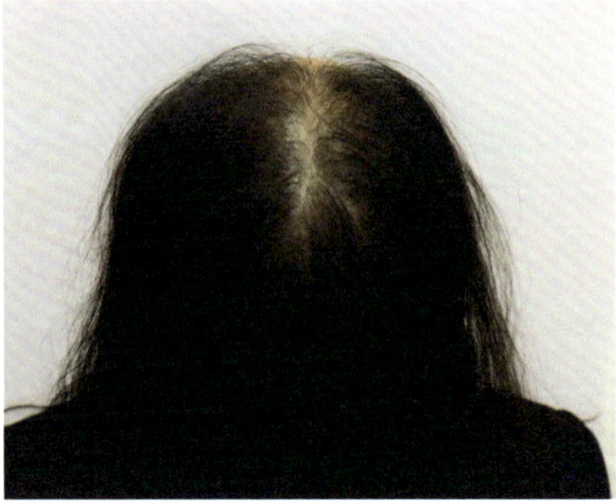

“感叹号样”发

15. 健身会引起脱发吗

很多人认为健身会促进雄性激素的分泌从而加重雄激素性脱发。这一观点并不正确。健身虽然会促进雄性激素分泌，但是它也会促进生长激素的分泌，生长激素可以促进头皮的发育和毛发的生长。健身致使身体分泌的生长激素对毛发产生的积极作用大于雄性激素加之于毛发的消极作用。因此，健身不但不会引起脱发，反而会促进头发的生长。

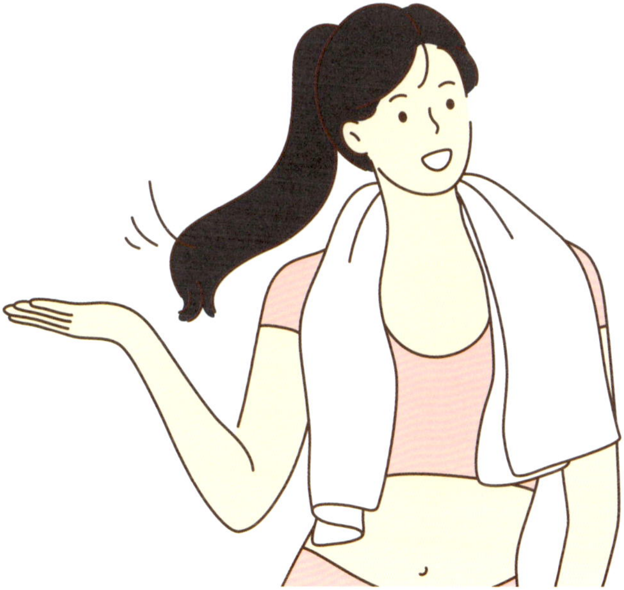

16. 熬夜、焦虑、工作压力大会导致脱发吗

压力增大会导致人体皮质醇增多，对毛发生长期调节带来负面的影响，导致毛发生长周期紊乱，从而诱发休止期脱发。焦虑、压力过大还会导致头发变白，所以才会出现“一夜白了头”的说法。

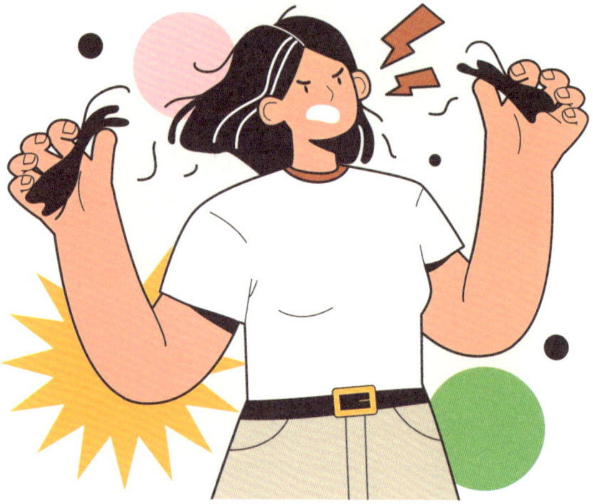

17. 控饮食会引起脱发吗

毛囊也是身体的一个小器官，也需要营养物质的供给。长时间控制饮食会导致营养物质摄入不足，尤其是微量元素，如铁、锌、镁等，以及B族维生素等摄入不足。在营养物质有限的情况下，身体会优先保证重要器官的营养供给，这必然导致毛囊的营养缺乏，从而出现脱发或者毛发质量下降等情况。

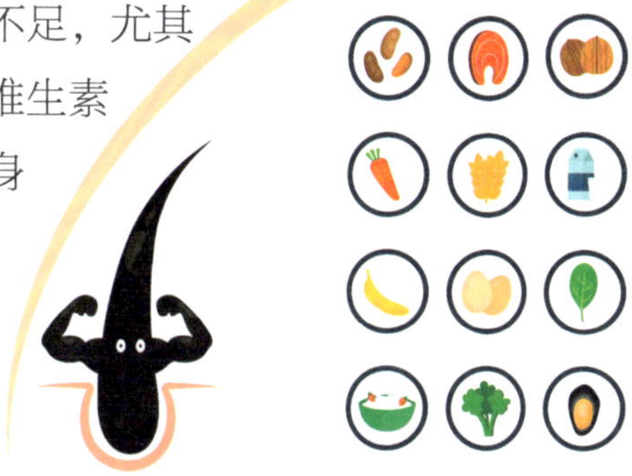

温馨提示

——适当控“碳水”不会引起脱发

所谓的“碳水”主要是指糖类，它主要来自我们日常所食用的米饭、面食、甜品等。如果身体摄入过多的糖类，多余的糖就会与身体内的蛋白质结合，即发生糖化反应，糖化反应会加速细胞老化，导致毛囊干细胞和毛母细胞失去活力，毛发的正常生长周期被打乱，从而出现脱发问题。所以，适当控“碳水”不会脱发，过多的碳水摄入反而可能引起脱发。

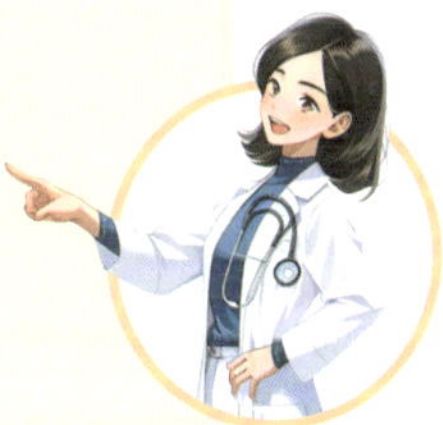

18. 脱发会对心理健康产生影响吗

脱发可导致心理问题已被大量研究所证实，这些心理问题包括丧失自信、焦虑、抑郁、过度自我关注、社会适应不良等。严重者可出现身体变形障碍，也称为变形恐怖症（dysmorphophobia），表现为过度关注一些轻微的甚至是不存在的外观缺陷。大多数这类患者沉溺于自身缺陷中，反复求医无果，始终处于焦虑的状态。

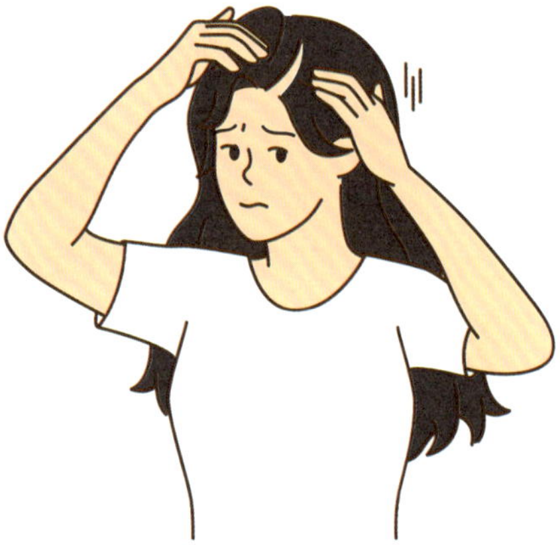

温馨提示

——季节变化会引起脱发吗

人类不像其他动物一样有脱毛期，原则上季节变化不会导致脱发。但是，如果夏季过度日晒时或冬季头皮毛细血管收缩致使毛囊血供减少时会出现脱发加重。

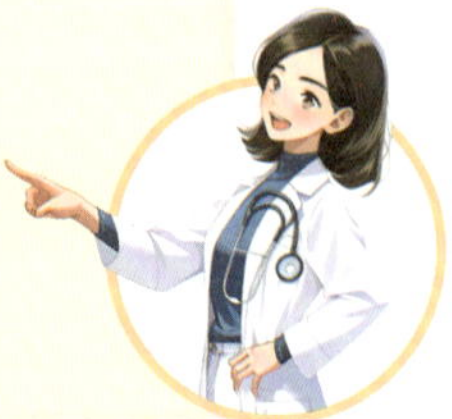

19. 如何摆脱脱发带来的焦虑

除了积极治疗，脱发患者还可以通过进行心理咨询、多跟朋友交流的方式来缓解焦虑。此外，戴假发、发片等遮饰也能够改善形象，从而在一定程度上缓解焦虑。

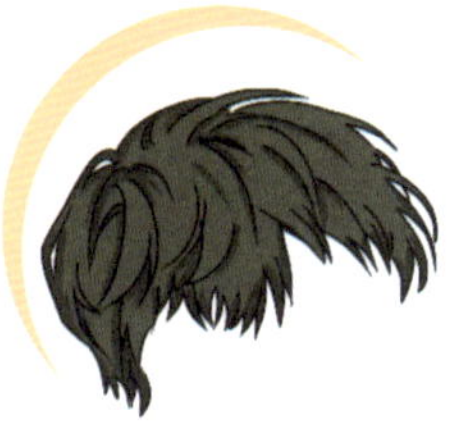

假发

发片

20. 女性脱发和男性脱发的表现一样吗

女性脱发和男性脱发表现是有区别的。男性脱发以顶部和前额发际头发稀疏为主，女性脱发前额较重，可呈“圣诞树样”。

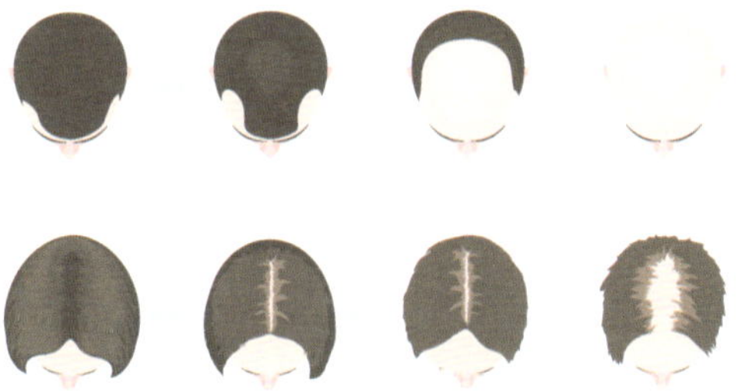

男性脱发与女性脱发的对比

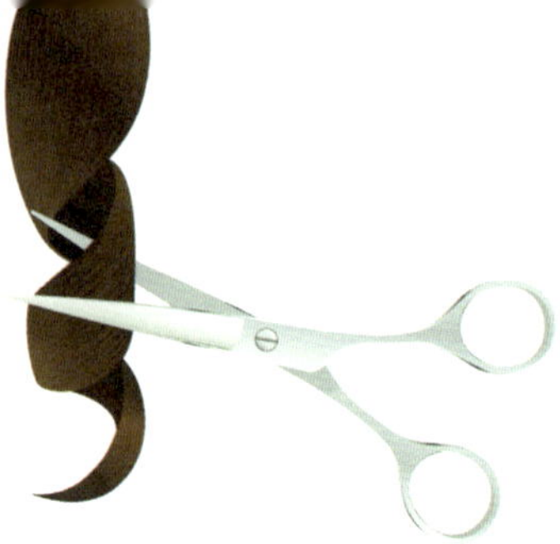

21. 多剪头发能使头发变多吗

头发生长主要依赖毛囊，头发有固定的生长周期和生长速度。多剪头发并不会刺激毛囊，所以不会使头发变多。

22. 头发越长越容易脱发吗

头发的长度并不会影响头发的生长周期。因此，理论上，头发长并不会导致脱发。但在实际生活中，如果头发太长，发丝就容易缠绕在一起，在梳理头发的过程中发丝之间容易相互牵拉而被拉扯脱落。

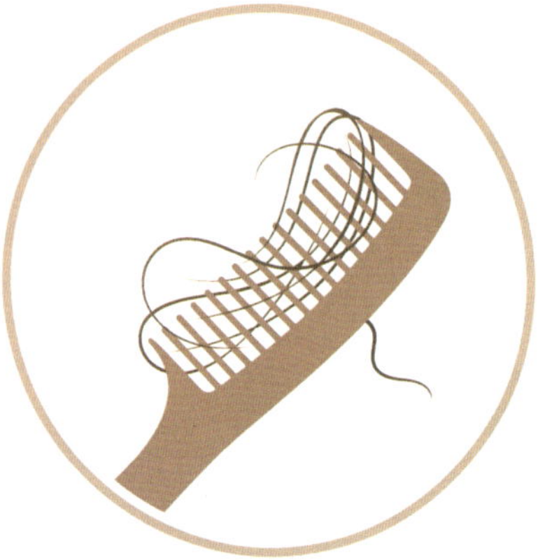

23. 马尾扎太紧真的会让发际线后移吗

马尾辫如果扎得太紧会牵拉头发，如果头发长期遭受这种牵拉的力量，确实会让发际线后移。

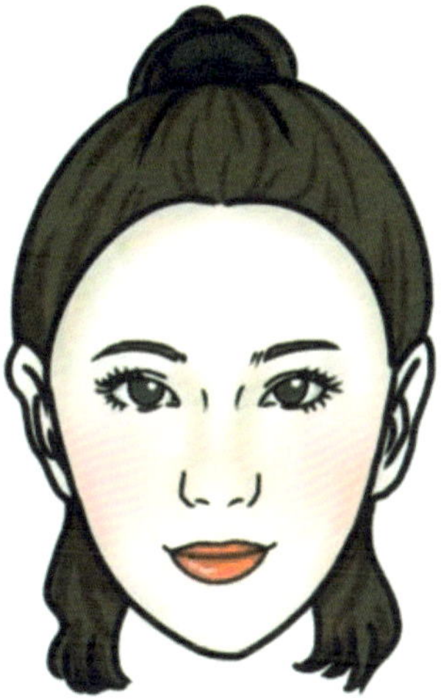

正常发际线

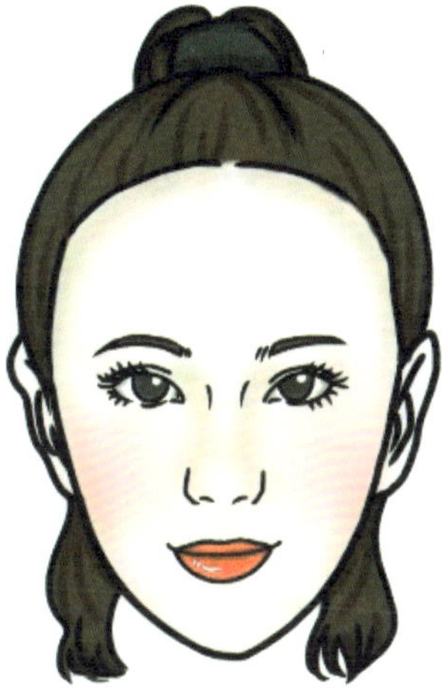

长期扎马尾致发际线后移

24. 雄激素性脱发会自行恢复吗

雄激素性脱发是一种进行性的，以毛囊微小化为表现的脱发，病情会随着时间的推移逐渐加重，如果不进行治疗，情况不会自行好转。一旦出现雄激素性脱发应尽早前往医院接受治疗。

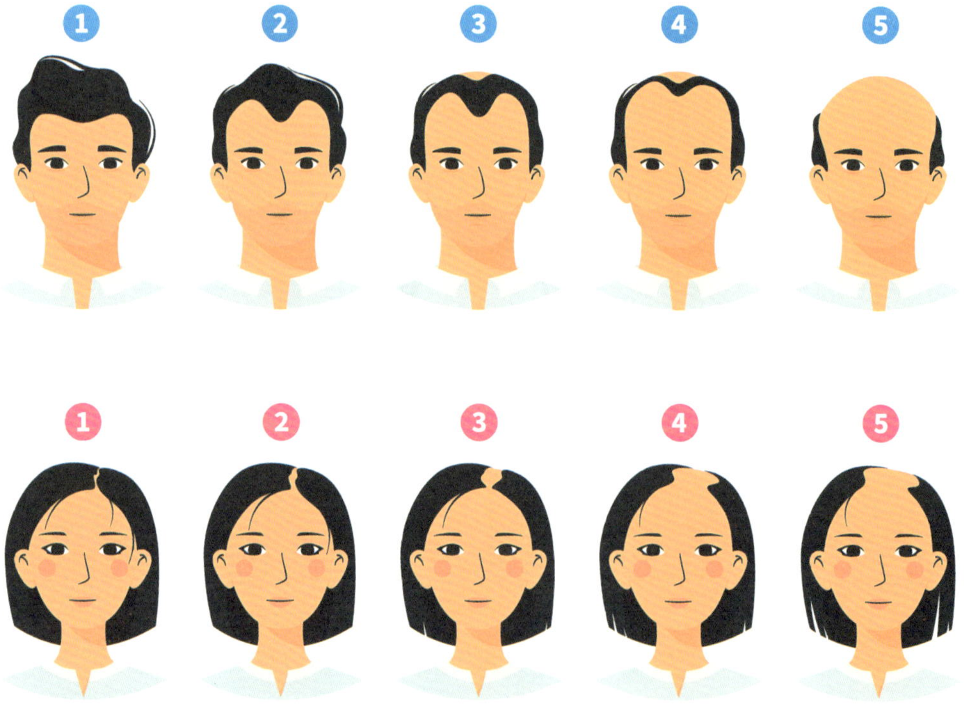

雄激素性脱发的进程

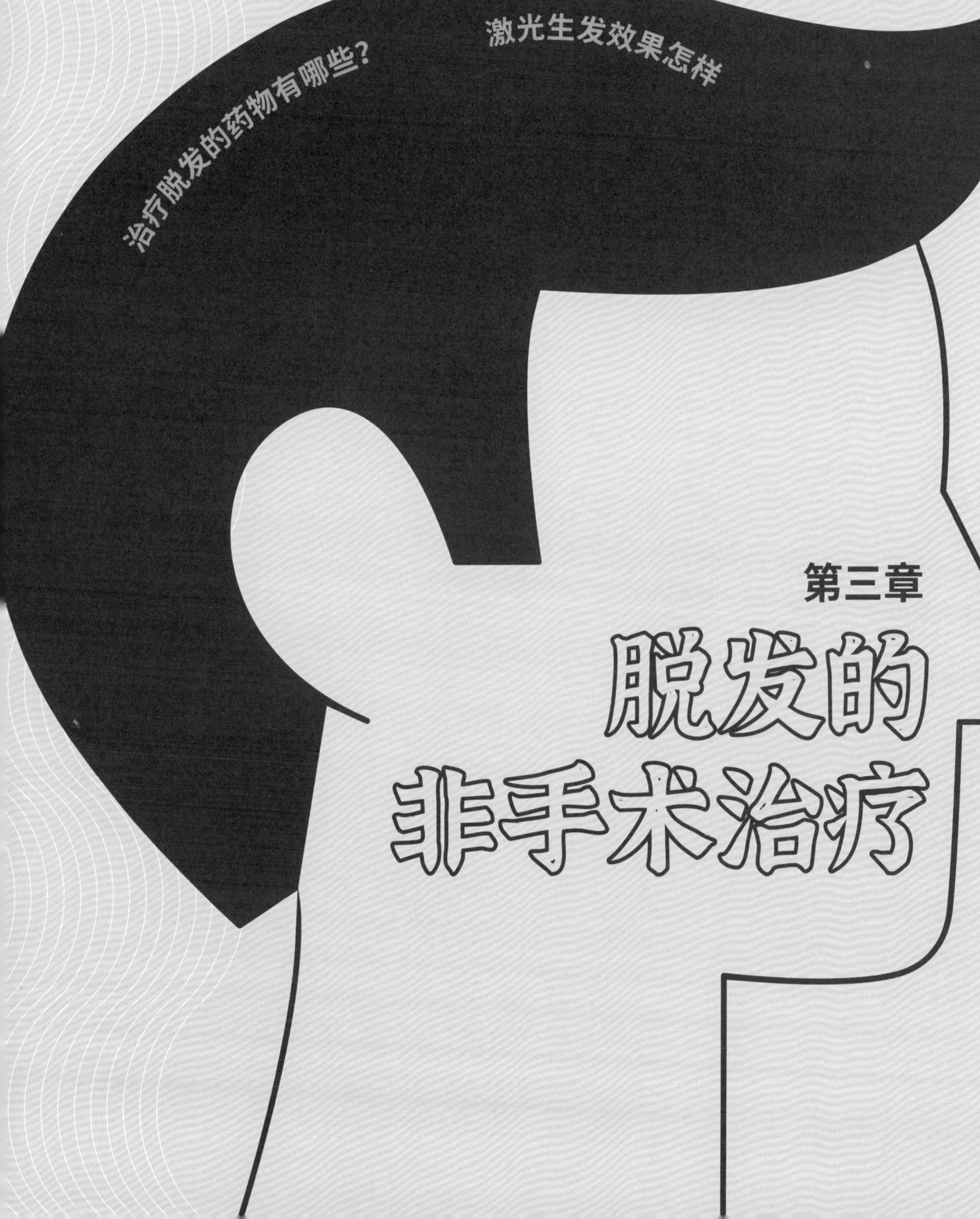

第三章

脱发的非手术治疗

25. 得了雄激素性脱发怎么办

脱发疾病包括雄激素性脱发、斑秃等。其中，雄激素性脱发（androgenetic alopeciaa，AGA）是一种常见的脱发类型。AGA是一个进行性加重直至秃发的过程，因此应强调早期治疗和长期治疗的重要性。一般而言，对于AGA，治疗越早疗效越好。治疗方法包括系统用药、局部用药、毛发移植术、中胚层疗法和低能量激光治疗、PRP头皮注射等。为了达到最佳疗效，医生通常推荐联合治疗。

治疗雄激素性脱发的方法

分类	治疗方法
手术治疗	毛囊单位提取术（FUE）
	毛囊单位移植术（FUT）
非手术治疗	药物治疗
	中胚层治疗
	低能量激光治疗
	二氧化碳点阵

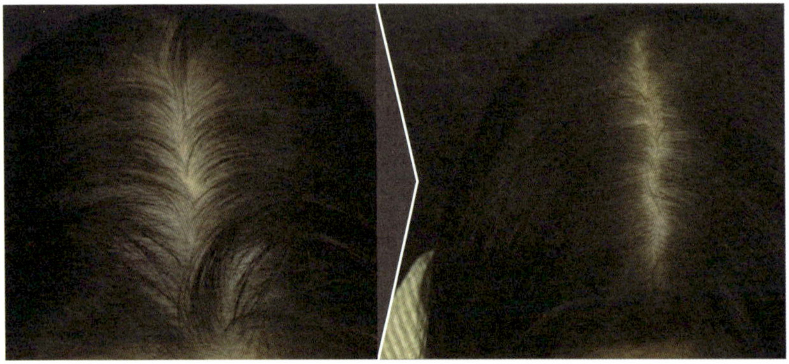

米诺地尔 + 微针 + 激光联合治疗效果

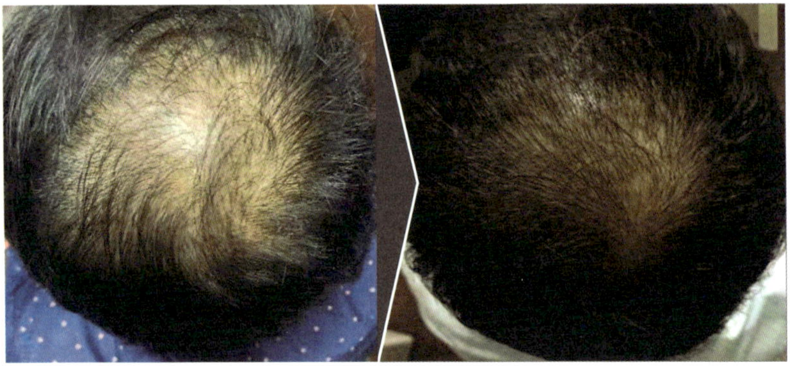

米诺地尔 + 微针联合治疗效果

26. 治疗脱发的药物有哪些

目前，经过美国FDA认证的生发药物有两种：口服非那雄胺（保法止）和外用米诺地尔。此外，螺内酯、度他雄安也用于治疗脱发。

27. 非那雄胺适合所有脱发患者吗

非那雄胺（保法止）是脱发患者常用的一种止脱生发药物，但仅适用于男性患者。该药通过特异性抑制Ⅱ型5α还原酶，减少双氢睾酮（dihydrotestosterone，DHT）的生成，并减少DHT对毛囊的破坏，阻止毛囊萎缩进而起到治疗脱发的目的。1997 年，FDA 批准非那雄胺用于治疗男性 AGA，而对于非雄激素性脱发，非那雄胺无治疗作用。

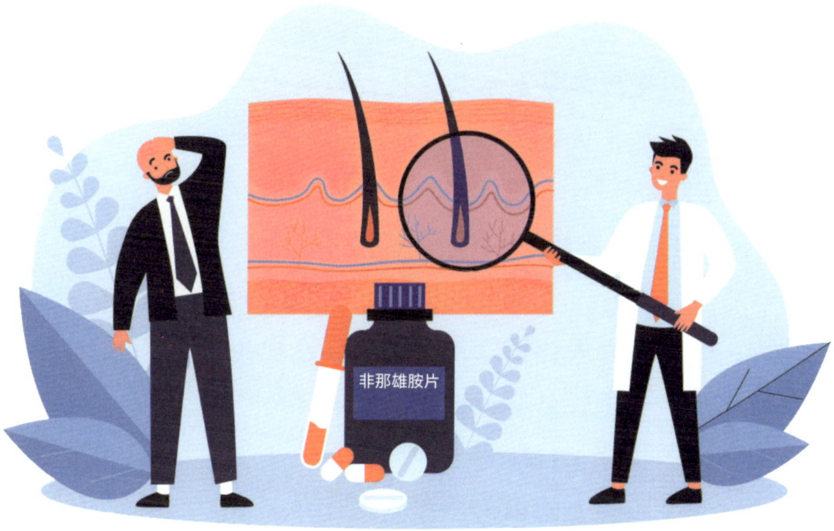

温馨提示

（1）非那雄胺的服药剂量与时长

非那雄胺的推荐剂量为 1mg/d，使用6个月后评估治疗效果。若治疗效果好，应继续使用以维持疗效；如治疗效果不佳，建议停药。具体用药应遵医嘱。

（2）非那雄胺的疗效

一般情况下，患者服用非那雄胺3个月后头发脱落的状况有所缓解。非那雄胺用药1年后的有效率可达 65%～90%。

（3）备孕期男性不建议使用非那雄胺

不建议备孕期男性口服非那雄胺。但是，口服非那雄胺期间发现怀孕也不必惊慌，精液中检测到的非那雄胺水平极低，不会对胎儿或者孕妇造成什么危害。

（4）女性雄激素性脱发不可使用非那雄胺治疗

目前，非那雄胺未被批准用于女性。在理论上，女性使用非那雄胺会增加患乳腺癌的风险，因为使用非那雄胺对 DHT 产生抑制，会改变女性体内雌激素与雄激素的比例，可能导致雌激素水平增加。

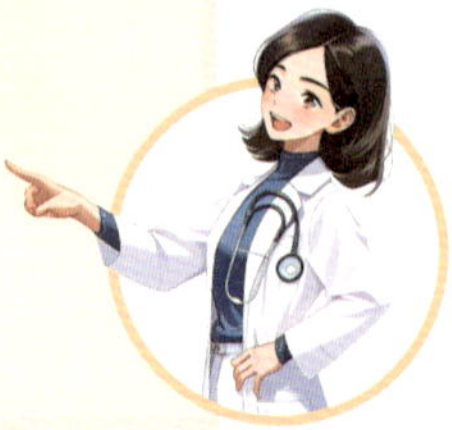

28. 长时间服用非那雄胺有没有副作用

口服非那雄胺可能会产生非那雄胺后综合征，该综合征最常见的表现是性功能障碍和心理障碍，包括勃起功能障碍、性欲减退、射精功能障碍、男性乳房发育、焦虑、抑郁、记忆障碍、头痛、手足无力等。一般情况下，停药后相关症状会消失或缓解，但在某些患者中，这些不良反应在停药后仍存在。

研究人员在一项由3200多例男性患者参加的，针对非那雄胺治疗脱发的安全性评价的研究中发现，接受保法止治疗的男性患者中有超过19%的人出现下列与用药有关的不良反应：性欲减退（保法止组发生率为1.8%，对照组生发率为1.3%）及阳痿（保法止组发生率为1.3%，对照组生发率为0.7%）。此外，接受保法止治疗的男性患者有0.8%出现射精量减少，而对照组的比例为0.4%。中止保法止治疗后保法止组和对照组患者的不良反应消失，也有许多患者在继续用药过程中不良反应自行消失。在另一项针对连续使用保法止5年的患者的研究中，研究人员观察到上述副作用的发生率减少至不足0.3%。

由此可见，一般情况下，患者对保法止的耐受性良好，副作用较轻微。

29. 服用非那雄胺有没有什么需要注意的

第一，非那雄胺不适用于妇女和儿童。特别强调，备孕期女性、孕妇及哺乳期女性禁用保法止。保法止应放置于儿童不能触及的地方。

第二，对于有大量残留尿和严重尿流减少的患者，在使用保法止期间应密切监测堵塞性尿路疾病的病情。

第三，非那雄胺会影响患者血清PSA。在一项18～41岁男性参与的临床研究中，研究人员发现，应用保法止12个月后血清前列腺特异抗原（PSA）从0.7ng/mL的基础水平降至0.5ng/mL。患有良性前列腺增生（BPH）的老年秃发患者使用保法止时必须考虑到前列腺特异性抗原水平会降低约50%。

第四，使用本品期间，如出现任何不良事件和/或不良反应，请咨询医生。如果同时使用其他药品，请告知医生。

30. 女性雄激素性脱发可口服什么药呢

螺内酯是一种非甾体类抗雄激素药物，适用于部分女性AGA患者。螺内酯可抑制肾上腺产生睾酮，通过阻断雄激素受体，切断雄激素对毛囊生长的作用。使用螺内酯的起始剂量一般为 25毫克/ 次，2 次 /天，并在耐受的情况下每天摄入量可增加至 50～200mg。口服螺内酯至少1年才会有效果。

31. 口服螺内酯会有副作用吗

服用螺内酯的主要不良反应为月经紊乱、性欲减退、乳房胀痛、直立性低血压、电解质紊乱、荨麻疹和血流动力学紊乱。育龄期女性服用螺内酯期间建议口服避孕药以避免怀孕，这是因为螺内酯可能导致男性胎儿女性化。此外，服药期间应注意检查血钾浓度。

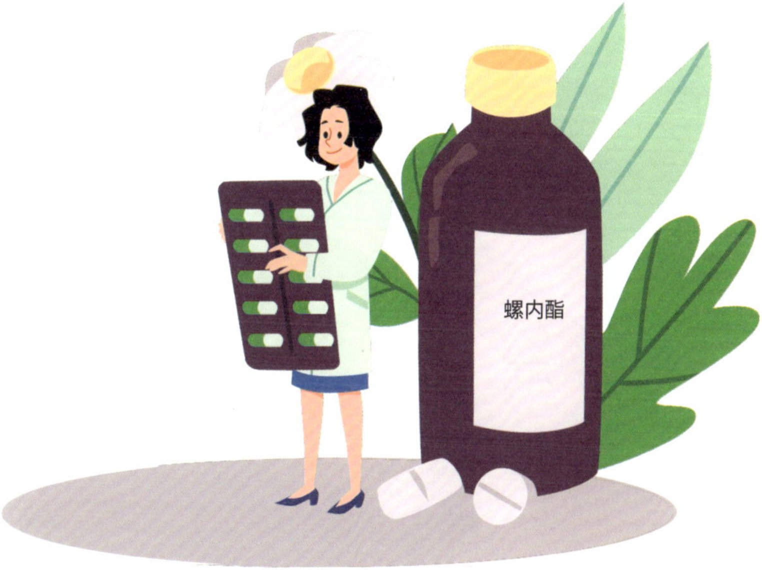

32. 所有脱发人群都可以使用米诺地尔吗

米诺地尔是一种抗高血压血管舒张药。1992年，FDA批准将米诺地尔用于治疗脱发，且米诺地尔治疗雄激素性脱发是具有最高证据的治疗选择。米诺地尔可以增加头皮的皮肤血流量，从而为毛囊提供充足的氧气和营养，并通过激活钾通道促进毛囊从休止期过渡到生长期。因此，米诺地尔可以延长毛囊的毛发生长期，并诱导小型化的毛囊扩大。

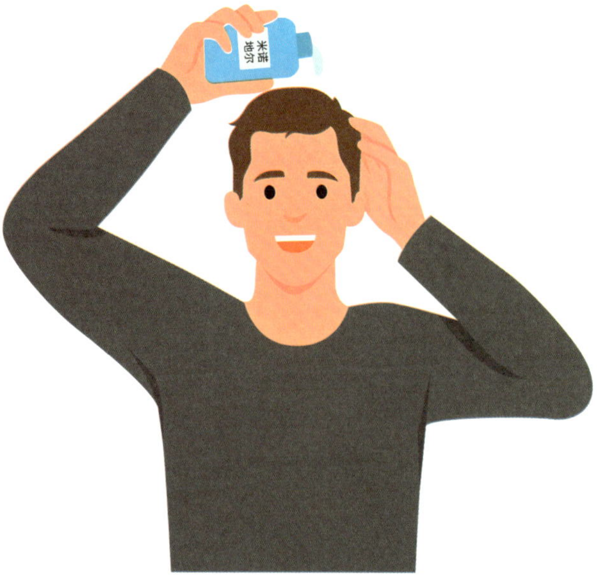

33. 米诺地尔需要用多长时间

目前市面上的主流药剂按浓度分为5%与2%两种。一般推荐的使用方法是女性用 2% 浓度、男性用 5% 浓度的米诺地尔溶液涂抹于脱发区域的头皮上，用量为1毫升/次，2次/天。最少坚持用药6个月，也可以无期限用药以保持疗效。如果担心给药时药液没有涂抹在头皮上，可以使用上药器，这样可以很好地把药液涂抹在头皮上。

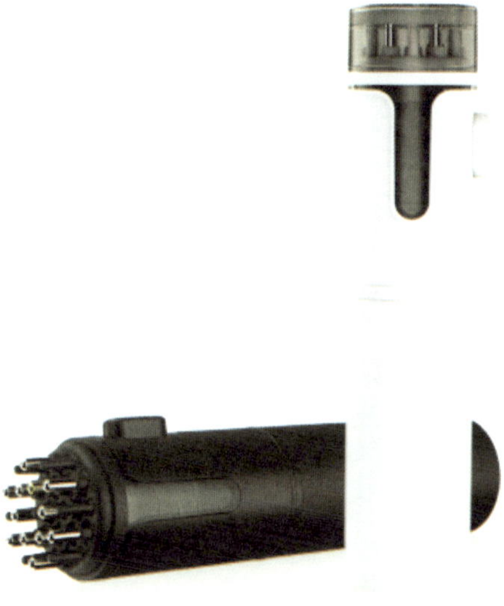

上药器

34. 米诺地尔治疗效果如何

米诺地尔平均见效时间为6～9个月，有效率可达50%～85%。

35. 长时间使用米诺地尔有没有副作用

使用该药物的不良反应主要包括多毛症、接触性皮炎。建议睡前不要涂抹该药品，以免药物擦到枕头上从而作用于颈部和面部。

36. 为什么使用米诺地尔后感觉脱发更严重了

一般使用米诺地尔4周左右会出现掉发量增加，这是因为米诺地尔加速休止期的头发进入生长期，使休止期毛发的毛干脱落，毛发进入新的生长期。

37. 激光真的可以生发吗

20世纪60年代，匈牙利医生 Mester在使用低能量红宝石激光（694 nm）照射诱导小鼠癌变的实验过程中，偶然发现低能量激光（LLLT）具有诱导毛发再生的功能。目前，FDA 已批准波长为 655nm、678nm 和 650nm 的 LLLT 设备用于治疗AGA。

LLLT是通过低能量激光照射毛囊，使毛囊炎症反应减轻，刺激毛囊细胞的有丝分裂，改善局部血液循环，同时促进细胞新陈代谢，使休止期毛囊复苏，从而达到促进毛发生长的作用。

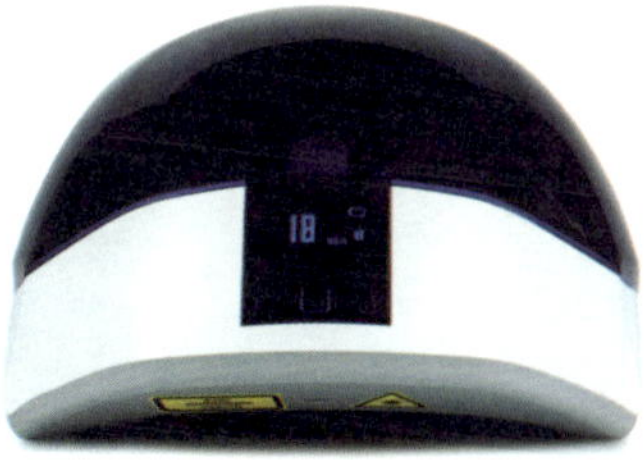
激光生发帽

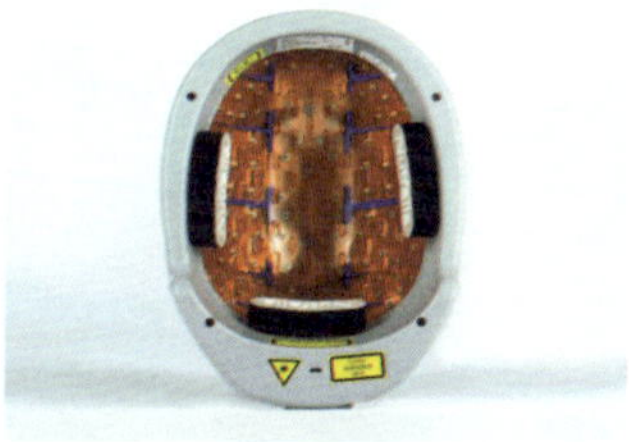
激光生发帽内部

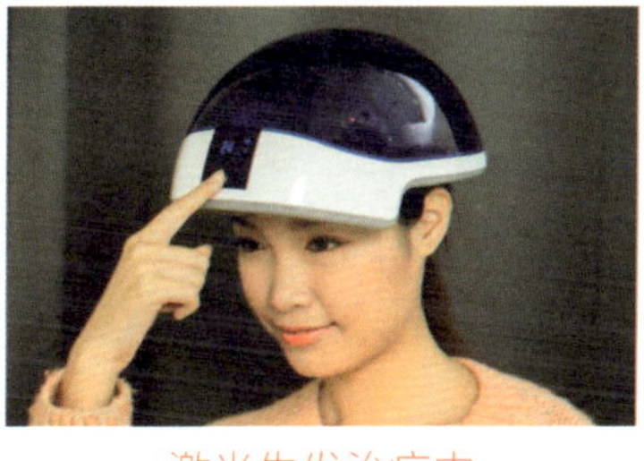
激光生发治疗中

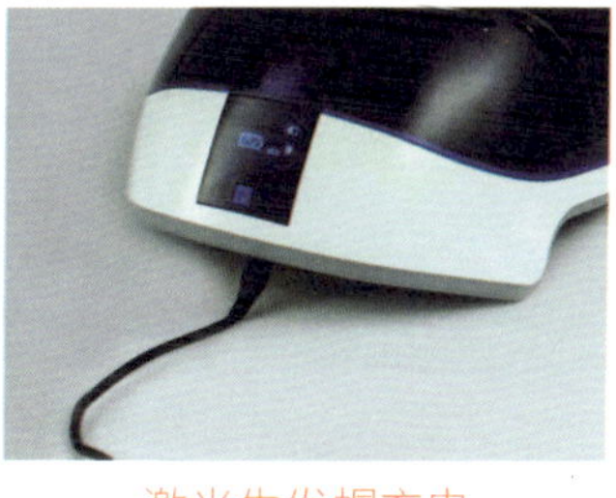
激光生发帽充电

38. 激光生发效果怎么样

LLLT可以改善AGA患者的头发密度，且不论长疗程（超过20周）还是短疗程（16~20周）对头发生长都是很有前景的治疗策略。梳子型和头盔型设备均可显著增加头发密度。此外，低治疗频率（<60分钟/周）似乎比高治疗频率（>60分钟/周）更有效。

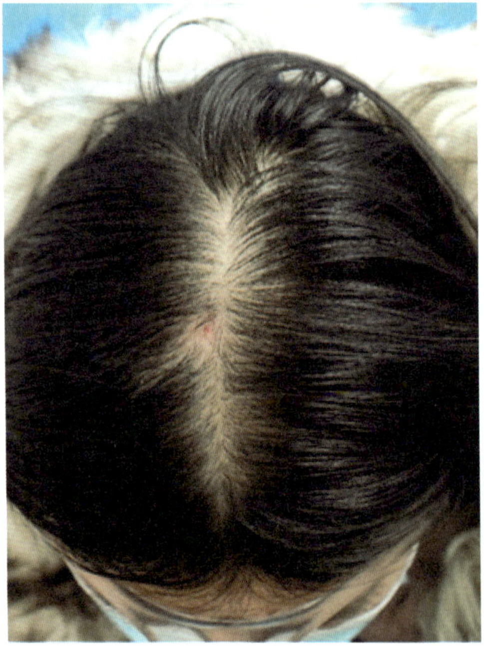

激光生发治疗前

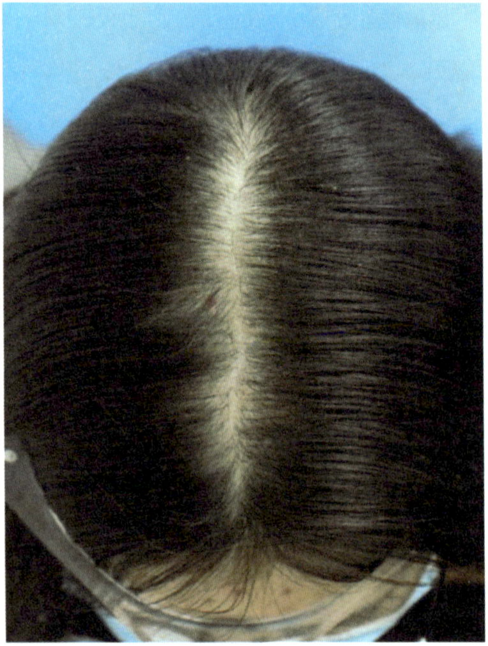

激光生发治疗后

39. 激光有什么副作用

截至目前，在低能量激光治疗中没有出现导致严重副作用的病例，只有少数受试者出现轻微的副作用，不良反应报告集中于照射区头皮局部的皮肤症状，主要包括治疗后出现头痛、皮肤干燥、皮肤瘙痒、头皮压痛、头皮红肿、面部痤疮发生等情况，但随时间推移上述症状逐渐好转，且不会影响治疗进程。因此,激光治疗整体来说较为安全。

40. 头皮可以像面部一样“打水光”吗

“打水光”就是医学上的美塑疗法，是中胚层疗法中的一种。头皮美塑疗法又叫头皮中胚层疗法，就是把药物直接注入（渗入）头皮真皮层，为毛囊直接提供营养成分。此外，将药物注入头皮的过程可对头皮造成轻微的损伤，从而能够刺激毛发生长、延缓毛囊退化、促进毛囊健康。

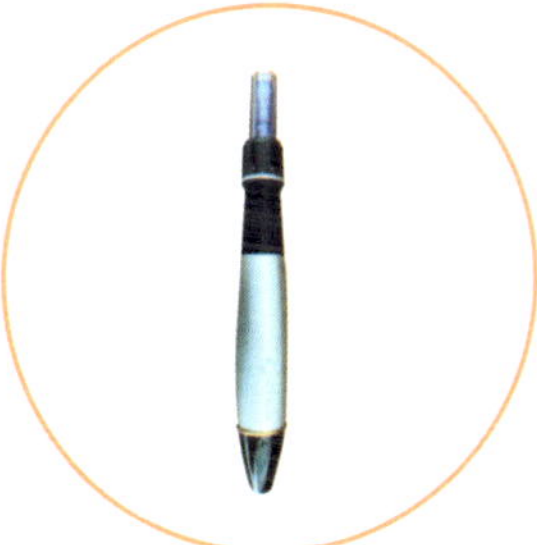
微针治疗手柄

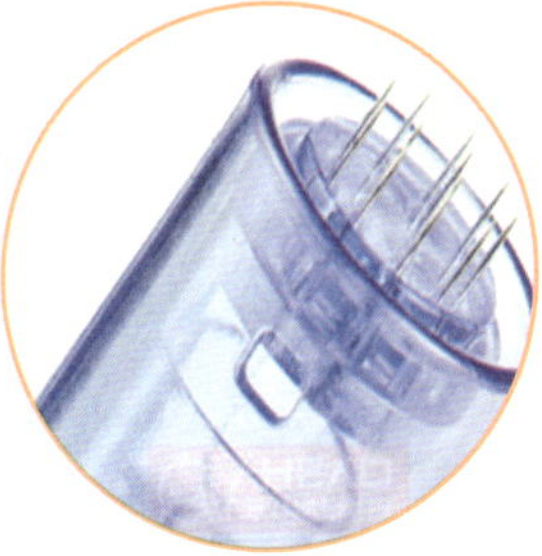
微针治疗针头

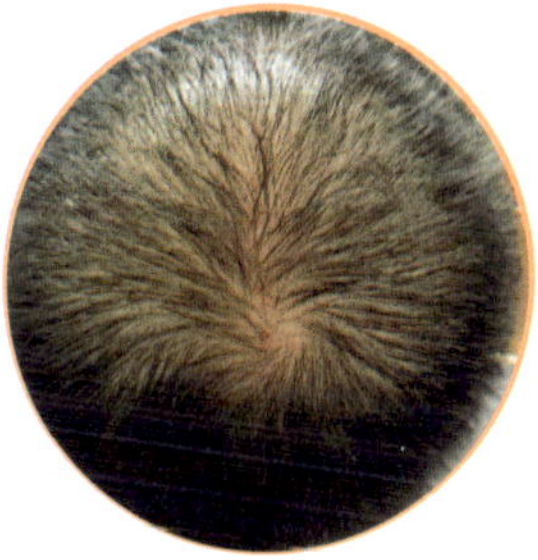
毛发微针即刻

41. 头皮中胚层疗法效果怎么样

从目前治疗情况来看，我们按10天1次的频率治疗，连续3个月进行头皮中胚层疗法，脱发能得到很好的改善。

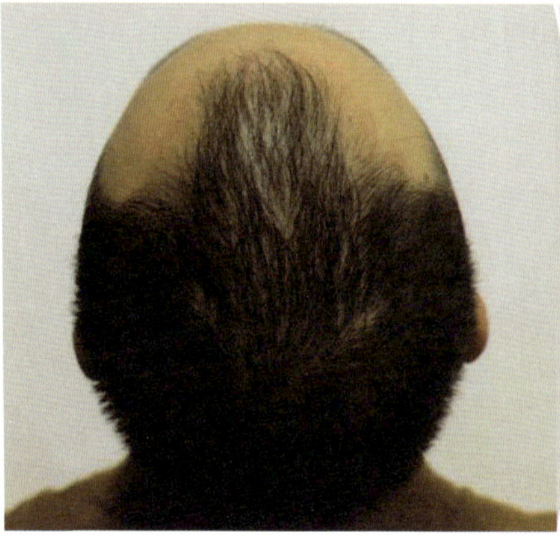

头皮中胚层疗法治疗前

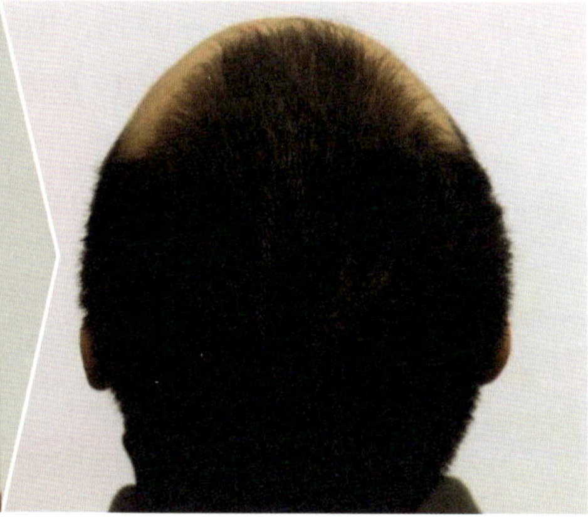

头皮中胚层疗法治疗后

42. A型肉毒杆菌毒素治疗脱发是真的吗

A型肉毒杆菌毒素局部注射可起到松解局部肌肉、抑制腺体分泌油脂、促进头皮血液循环、改善头皮的局部供氧及营养的作用。因此，局部注射A型肉毒杆菌毒素可以促进毛发的生长。

43. A 型肉毒毒素治疗效果怎么样

在一项针对72例AGA患者的随机对照试验中，研究人员将受试者随机分为治疗组（35例，局部注射A型肉毒毒素治疗）和对照组（37例，口服非那雄胺）。治疗 6 个月后，治疗组和对照组的有效率相同，且患者均未发现明显的不良反应。研究者认为局部注射A型肉毒毒素的治疗方法具有起效相对较快、患者配合度高等优点。治疗后，患者自我感觉头皮瘙痒、头屑多及头皮油腻感得到明显改善。

A 型肉毒毒素治疗和口服非那雄胺治疗对照试验

治疗方案	治疗人数	治疗 6 个月效果
局部注射 A 型肉毒毒素	35 例	有效率为 91.4%
口服非那雄胺	37 例	有效率为 91.4%

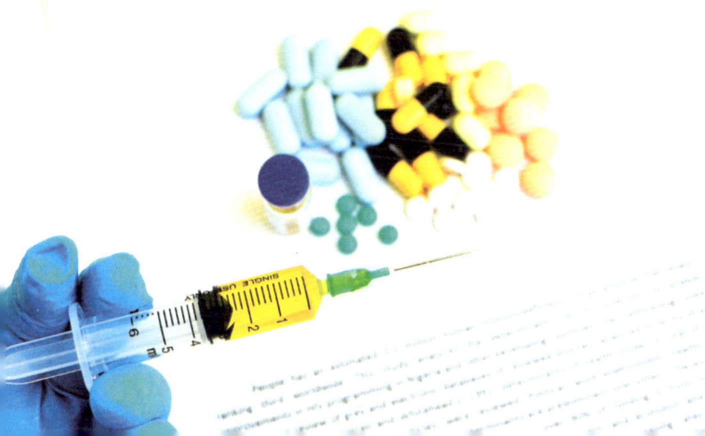

44. “抽自己的血注射到头皮可以治疗脱发”是真的吗

自体血液中有一种成分是富血小板血浆（platelet-rich plasma，PRP）。PRP中富含多种自身性生长因子，包括毛发生长的促进因子。PRP一经激活，血小板内的α颗粒将会释放大量的生长因子，包括血小板衍生生长因子、转化生长因子-β、类胰岛素生长因子、表皮生长因子和血管内皮生长因子等，它们具有改善毛囊微环境、促进毛囊生长的作用。激活的 PRP 能诱导真皮乳头细胞的增殖，从而增加毛囊细胞的存活率，并可通过调节生长期来延长毛囊周期。

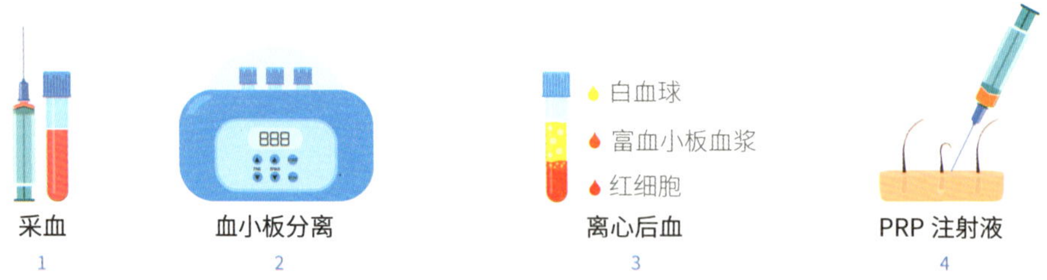

局部注射 PRP 的步骤

45. 注射自体富血小板血浆疗法效果怎么样

一般情况下，注射自体富血小板血浆疗法是将PRP局部注射至脱发区域头皮的真皮层，每月注射一次，连续注射3~6次可见一定疗效。

在一项研究注射自体富血小板血浆疗法有效性的随机对照试验中，60例AGA患者被随机分为观察组（30人，脱发区局部注射PRP，4毫升/次，1次/月，连续注射4次）和对照组（30人，局部应用米诺地尔酊，0.5毫升/次，2次/天，连续涂抹12个月）。治疗后对患者进行为期12个月的随访，发现观察组治疗有效率为90%，高于对照组的70%。

因其自体来源、微创、无严重不良反应，以及与毛发移植术相比更便宜等优势，PRP成为不少医生推荐的治疗方法之一。

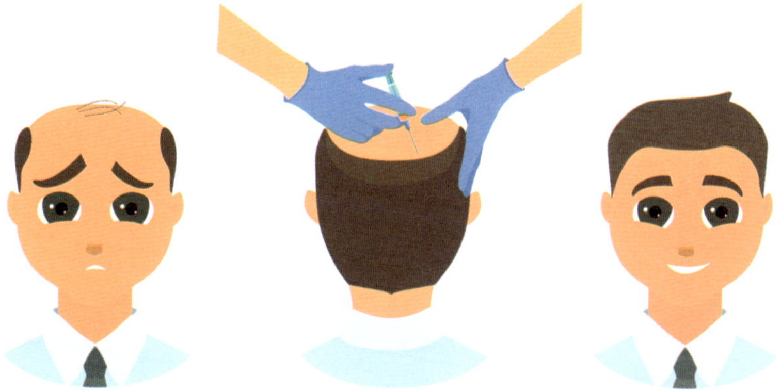

局部注射 PRP 效果

46. 怎么判断治疗是否有效果呢

治疗后，若脱发区域发生以下改变说明治疗效果良好：①掉发量减少。通过定期的拍照对比，整体看上去毛发量较前增加，头皮暴露减少。②毛发镜下可见看新生毛发数量增加，毛发直径变粗。

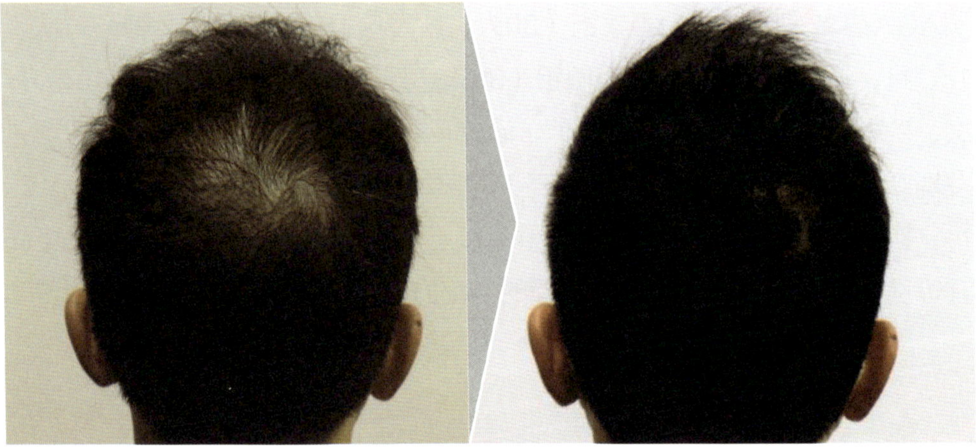

脱发治疗前　　治疗效果良好

什么是毛发移植

毛发移植疼不疼

第四章

毛发移植技术

47. 什么是毛发移植

1822年，Dieffenbach首次介绍了毛发移植技术。1952年，Orentreich N提出供区优势原理，为现代毛发移植理论奠定了基础。此后，毛发移植技术迅速推广至欧美国家。20世纪90年代毛发移植技术被引进至我国，经过近30年尤其近10年的快速发展，毛发移植技术由圆形打孔器、FUT技术逐渐发展为现在的FUE技术。目前，FUE技术以其创伤小、恢复快、适应证广、禁忌证少、移植后毛发生长自然，以及可以实现规范化治疗等优点而成为近10年毛发移植手术的主要手术方式，在各大公立医院及私立医疗机构被广泛应用。

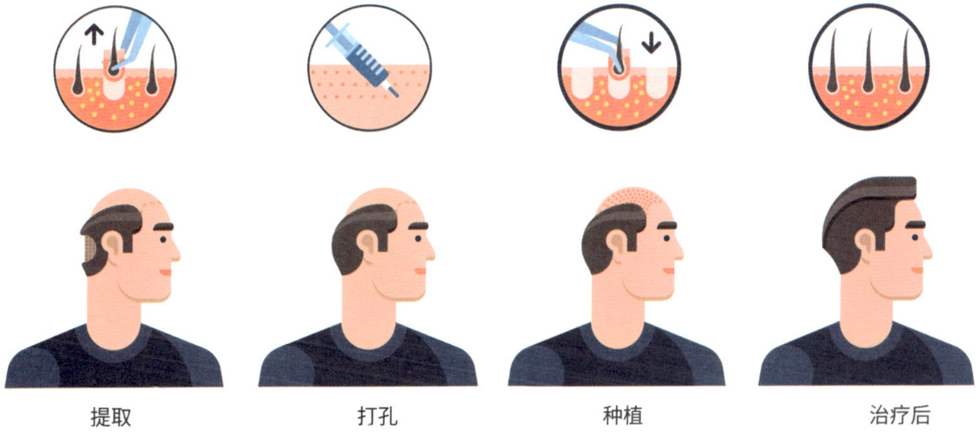

FUE 技术示意图

48. 毛发移植的手术原理是什么

1952年，Orentreich N在其论文中记录了他的发现：切取脱发头皮及非脱发头皮的移植体，将它们移植到脱发或者非脱发区域，观察发现非脱发区域的移植体在植入脱发或者非脱发区域之后，毛发依然能够独立持续生长；而脱发区域的移植体，不论在脱发区域还是非脱发区域，毛发都无法持续生长。由此，Orentreich N提出供区优势和受区优势两个定义，而供区优势理论成为现代毛发修复手术的理论基础。

由此看来，毛发移植就是“拆东墙补西墙”，是把脑后枕部的毛囊单位提取后种植到需要植发的区域。

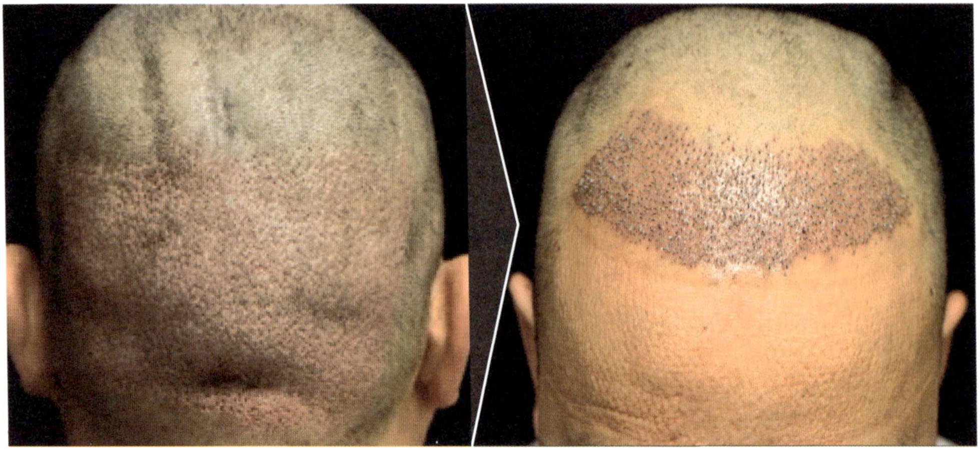

供区　　受区

49. 毛发移植技术成熟吗

到目前为止，毛囊单位毛发移植技术已经取代了传统的手术方法如标准打孔移植技术、头皮缩小和旋转皮瓣，成为最先进的头发修复技术。由于脱发人数的增加，在毛发移植技术发展及巨大市场需求的推动下，毛发移植的手术量逐年增加，手术效果也得到了广大脱发患者的认可。

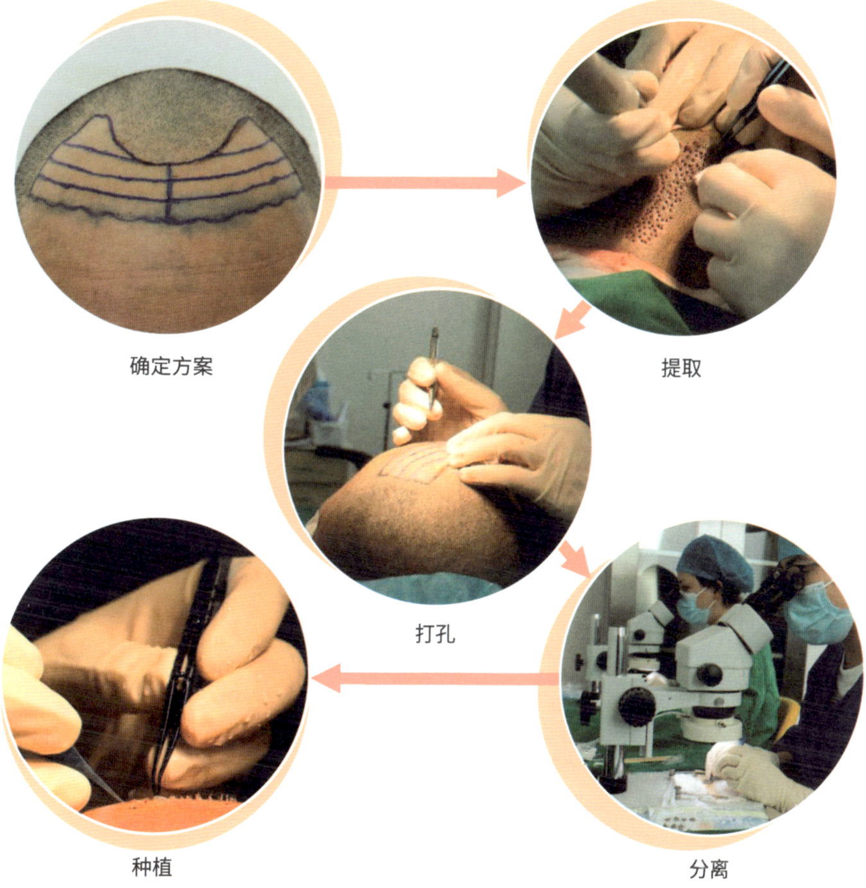

毛发移植的流程

50. 毛发移植后枕部会变秃吗

毛发移植多从枕部提取毛囊，因此很多患者担心毛发移植后枕部变秃。其实，大家担忧的情况是不会发生的。人的发量只有减少超过1/3时才会看起来稀少。在提取毛囊之前，医生会测量每个分区内的毛囊密度，计算每个区域毛囊单位的总数，并根据预估的提取总数计算出总的提取率，再分别计算出每个提取区域的具体提取数量，以免某个区域被过度提取。毛发移植的提取率一般不超过25%，外观上看不出发量减少。

因此，大家不用担心毛发移植后枕部会变秃。

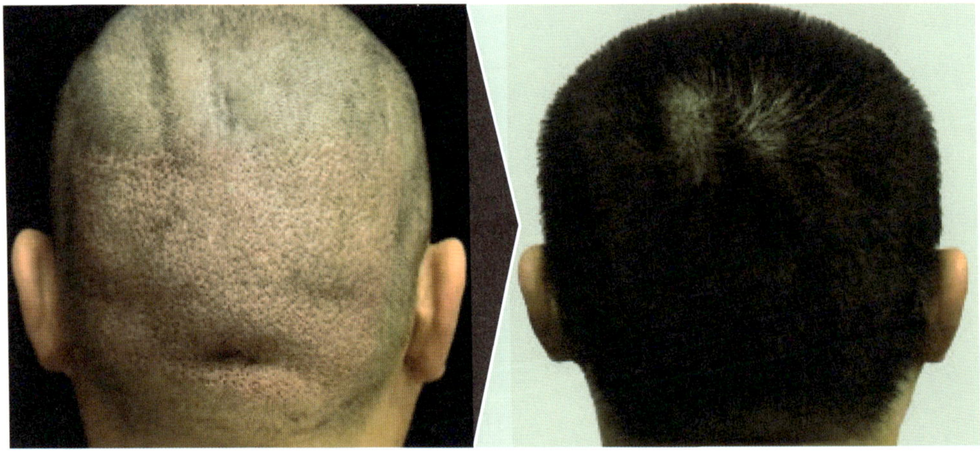

供区术后即刻　　供区术后 1 个月

51. 枕部提取毛囊之后会留下瘢痕吗

毛囊单位提取（FUE）是一种通过较小直径的环钻打孔器提取供区毛囊单位的技术。医生会根据患者毛囊情况，选择合适的环钻，单根毛发的毛囊单位较多且较细可以采用0.8mm口径的环钻，如2根及以上毛发的毛囊单位较多且毛发较多的可以采用0.9mm口径或者更粗口径的环钻。

FUE手术后会留下点状的瘢痕，但是随着后枕部头发生长，瘢痕完全看不出来。

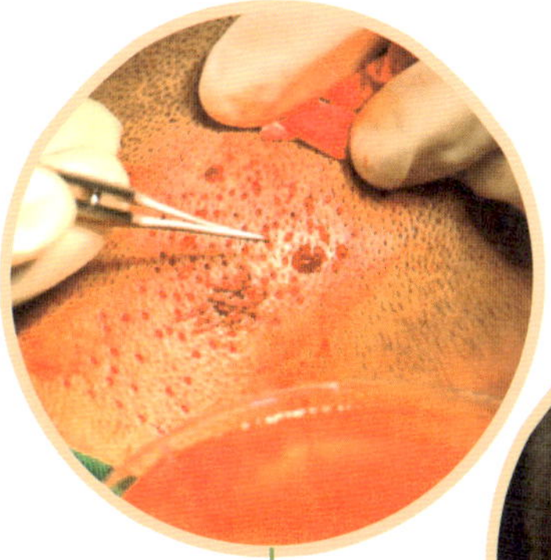
提取毛囊术中

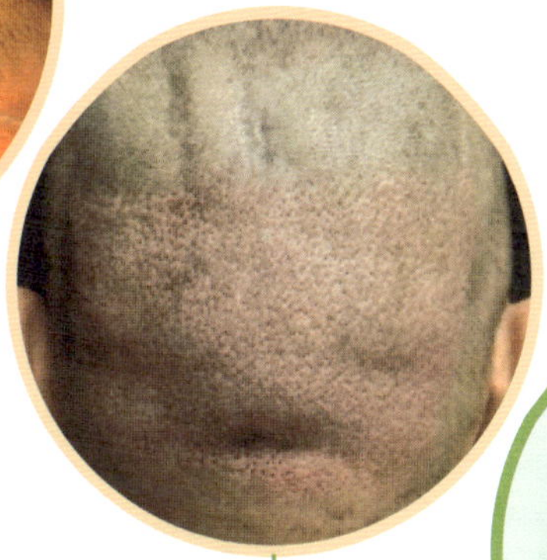
提取毛囊术后即刻

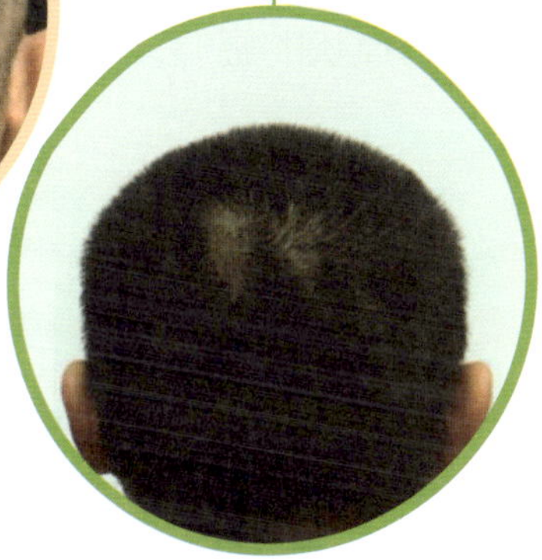
提取毛囊术后1个月

52. 毛发移植可以用其他人的头发吗

毛囊虽小，但也是我们身体的一个小器官。跟身体其他器官一样，如果用其他人的毛囊进行移植，会出现排异反应。

53. 毛发移植能用胡须或者其他体毛吗

原则上是可以的，但是胡须或其他体毛生长周期跟头发的生长周期不同，胡须或其他体毛被移植到头皮后，其外观及形态还保持原来的样子。此外，胡须提取完之后脸上会留下许多点状的瘢痕。

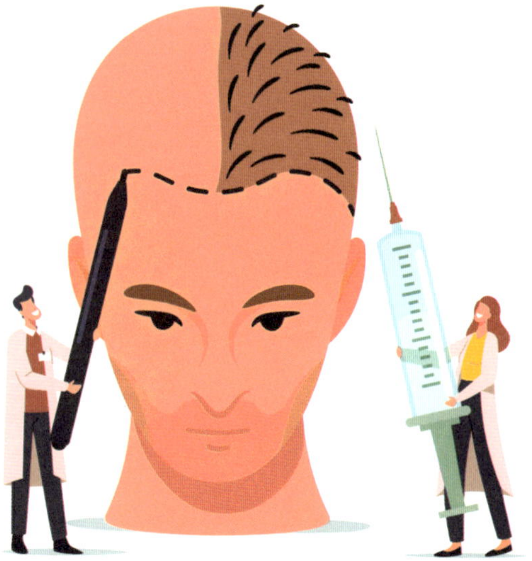

54. 毛发移植治疗脱发的效果如何

FUE、FUT毛发移植技术包括单个毛囊单位的提取、分离，受区打孔、种植等一系列步骤，能够最佳地模拟正常的毛发外观，包括毛发的密度及自然的生长方向。在符合适应证的前提下实施FUE、FUT可以实现很好的手术效果，使脱发区恢复基本正常的毛发外观。

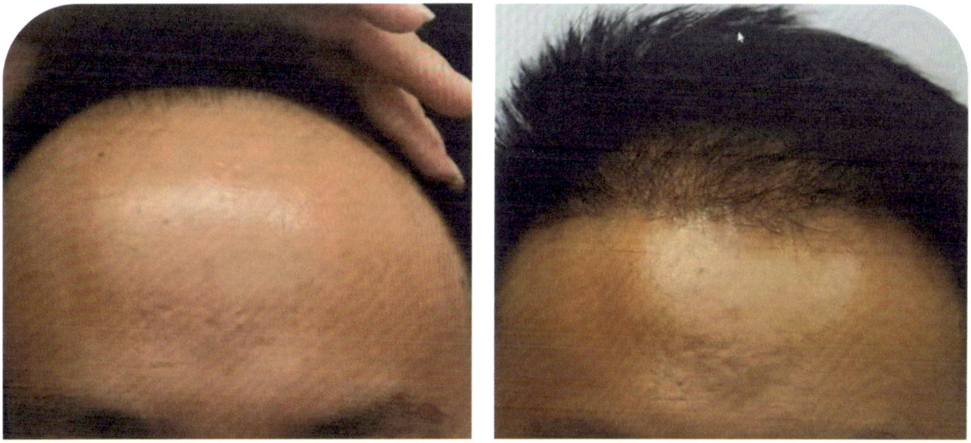

毛发移植术前与术后
6 个月对比

55. 移植后毛发成活率高吗

随着毛发移植技术的不断提高，毛囊提取、毛囊分离、毛囊保存、毛囊种植等手术过程的不断优化，目前毛发移植后毛发成活率能达到95%以上。

毛发移植手术后第1天

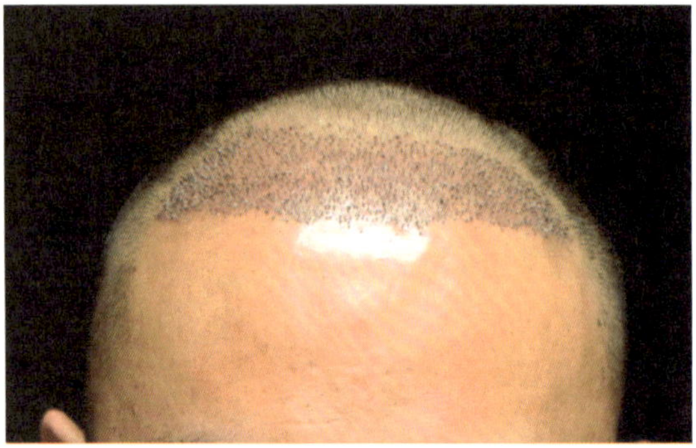

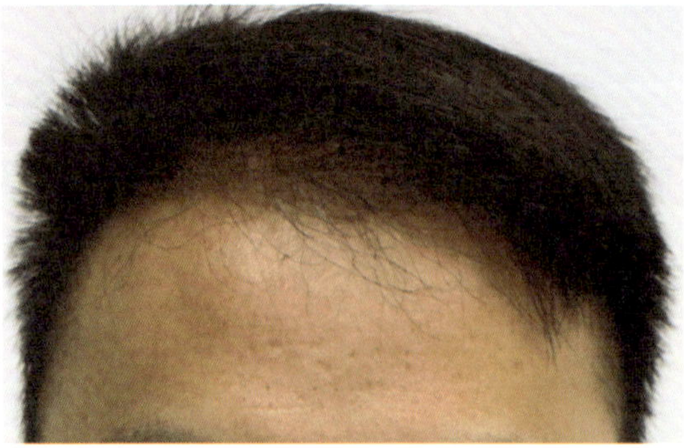

毛发移植术后最终效果

56. 毛发移植疼不疼

这是很多患者关心的问题。毛发移植手术是在局部麻醉的情况下进行的，在整个手术过程中患者都处于清醒的状态，让患者舒适是手术顺利进行的重要保障。能否达到这一要求在很大程度上取决于麻醉药品的使用和手术医生对头皮感觉神经分布和神经阻滞的掌握程度。

另外，手术医生可以通过一些小技巧来缓解术中的疼痛：①术前在麻醉注射进针区域使用一些表面麻醉，可以减轻进针带来的疼痛。②可以选择较细的针来减轻进针带来的疼痛。③可以在进针区域周围使用震动器震动刺激，这样可以使局部感觉神经的传入通路被分散或部分阻断，从而减轻麻醉注射带来的疼痛。

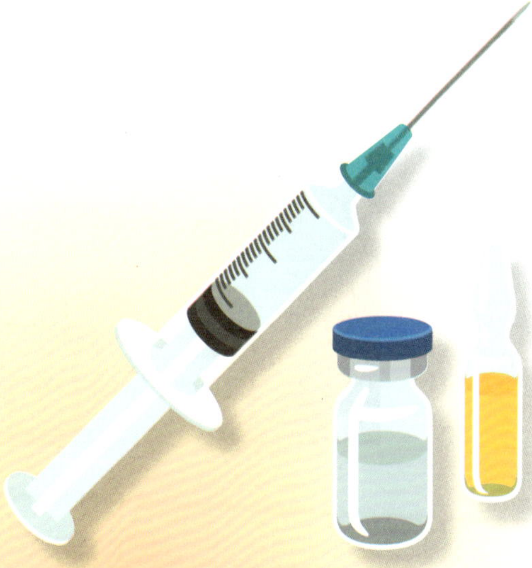

57. 毛发移植术后术区肿不肿

由于肿胀液注射及打孔操作，术后植发区会出现轻微水肿。随着毛发移植技术的改进，以及术后给予相应的口服药物治疗，术后发生严重水肿的概率极低。

术前

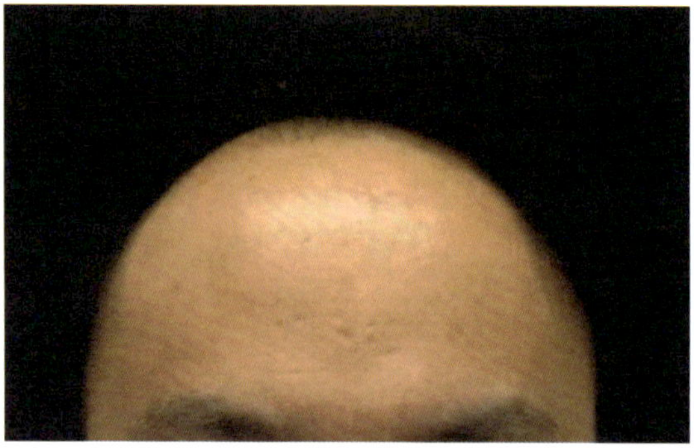

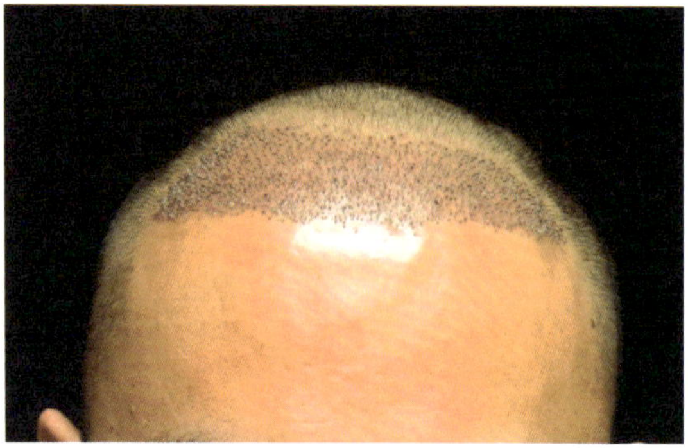

术后
第 1 天

58. 毛发移植手术时间长吗？需要多少名医护人员完成手术

一般情况下，移植2500个毛囊单位需要8～10小时，而具体手术时长存在个体差异。

毛发移植手术时间长，手术操作要求非常严格，医务人员须具备专科操作能力和素质。在实际操作中仅由1名医生很难单独完成手术中的各项操作，手术过程中医护人员的密切配合至关重要，因而需要建立专业的毛发移植医护团队。

毛发移植团队一般由4～5名医生（其中1名应具有毛发移植专业资质），4～5名护士（须掌握毛发分离技术和种植技术）组成。

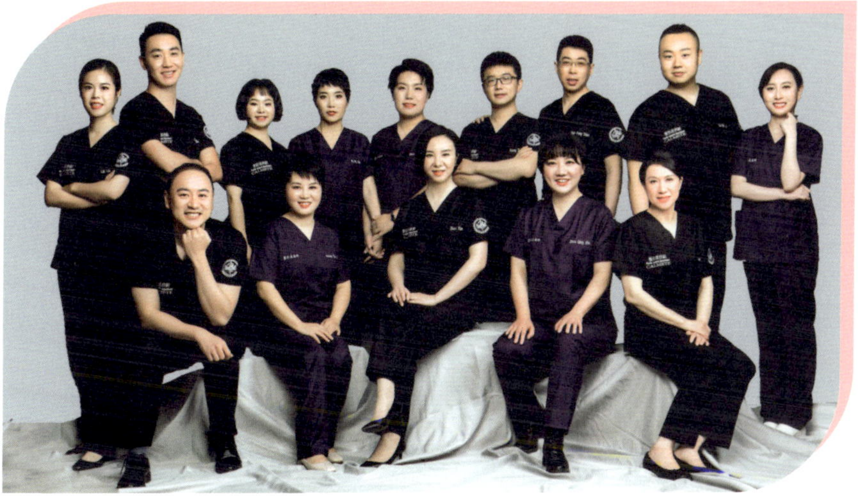

昆明市第一人民医院毛发移植团队

59. 毛发移植术后需要住院吗

毛发移植手术属于门诊手术。整个手术过程中患者都处于清醒状态，手术创伤小，术中出血量少，一般情况不需要住院。

60. 毛发移植术后几天能洗头

术后第一天就可以洗头，但是要求患者返院洗头。这是因为毛发种植区的头发还不牢固，需要由专业的医护人员进行清洗操作。此外，医护人员还要把种植区及供区的血痂清理干净，以利于种植区头发的生长及供区伤口的恢复。

61. 术后会不会流血过多

毛发移植手术本身创伤小，术中出血少。术后当天对创口予以加压包扎帮助凝血。大部分患者术后第1天洗头已基本不会出血。

62. 毛发移植是否适合所有脱发的患者

毛发移植作为一项外科手术技术，同样有其适应证，主要适用于以下几种情况。

（1）雄激素性脱发：采用自体毛发移植术修复毛发缺损部位，并建议结合药物治疗控制脱发。

（2）瘢痕性毛发缺损：瘢痕引起的秃发、瘢痕引起的眉毛缺失等。

（3）其他疾病造成的脱发：在原发病治愈后半年仍未能长出头发则可以考虑接受毛发移植手术。

（4）发际线或额角过高。

（5）美人尖再造：针对希望有理想美人尖的患者。

（6）鬓角再造：针对各种原因，比如外伤等引起的鬓角缺失。

（7）眉毛稀疏或者缺损。

（8）胡须再造：针对各种原因造成的胡须稀疏、缺损，或者患者想塑造自己心中理想的胡须类型。

63. 毛发移植术前需要进行头皮养护吗

头皮好比土壤，头发好比庄稼。只有土壤好，才能长出好的庄稼。所以，只有头皮健康，头发才可能健康，而头皮健康的关键就是要保持头皮清洁。头皮清洁得不到保障会引发一系列问题，包括头皮屑、脂溢性皮炎、头皮癣、银屑病、脱发等。

在保证头皮清洁卫生的前提下，还可以针对不同的头皮情况进行相应的养护。

如果反复发作头皮毛囊炎，可以使用含锌的肥皂洗头或者用水杨酸治疗，但只能短期使用，针对炎症部位可局部使用糖皮质激素。

男性患者术前可以口服非那雄胺或者局部涂抹米诺地尔来缓解脱发。

二次毛发移植的患者应该警惕原来植发地方出现头皮纤维化的问题，头皮纤维化会降低再次毛发移植的成活率。实施二次毛发移植的患者要改善种植区的血液循环，从而提高毛发移植的毛囊成活率。

64. 目前常用的毛发移植手术方式有哪些

目前，常用的毛发移植手术方式为FUE技术和FUT技术。FUE技术是单个毛囊单位提取技术，具体方法是采用一个中空的金属钻或打孔器，从供区头皮获得一个独立的毛囊单位。FUT技术为头皮条切取技术，即从后枕部优势供区切取头皮条，将头皮条在显微镜或者放大镜下分离为单个毛囊单位移植体后再移植到受区的技术。两种技术各有其优缺点，相比较FUT技术，FUE技术以其创伤小、恢复快、相对无瘢痕而获得了广泛应用。

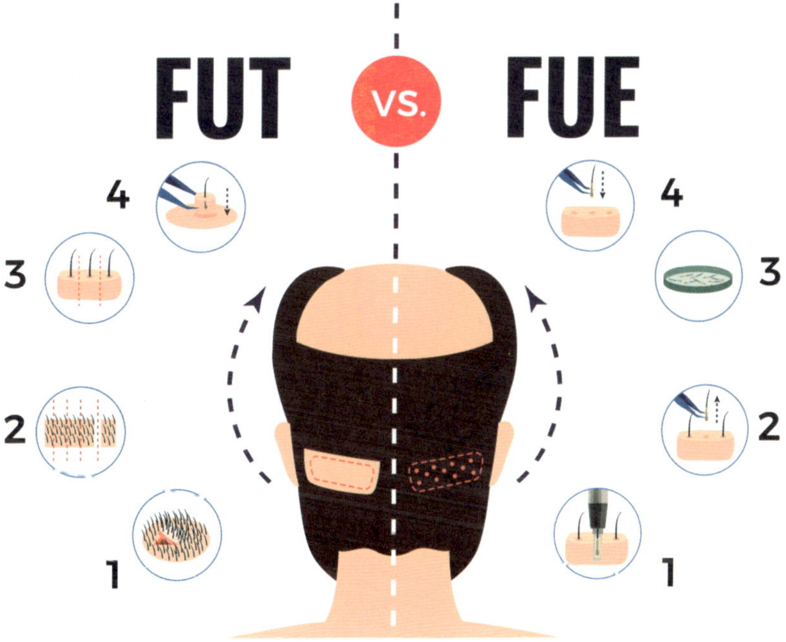

FUT 与 FUE 的操作比较

65. 做毛发移植一定要剃头发吗

如果是男性患者，我们建议毛发移植手术前剃成短发，这样便于医生术中操作及术后种植区的护理。如果是女性患者，我们建议供区剃发，这样便于医生术中操作，从而提高提取率。

现在一些机构宣传不剃发植发，这种方案虽然对外观影响小，但是不利于术中提取和术后护理，增加手术时间和术后护理难度。

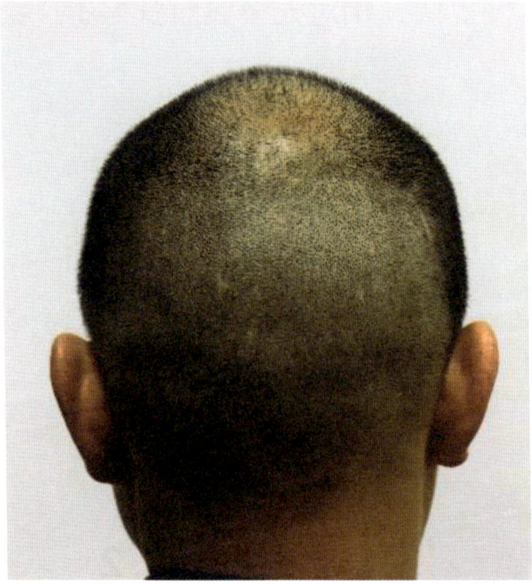

男性的移植前剃发准备

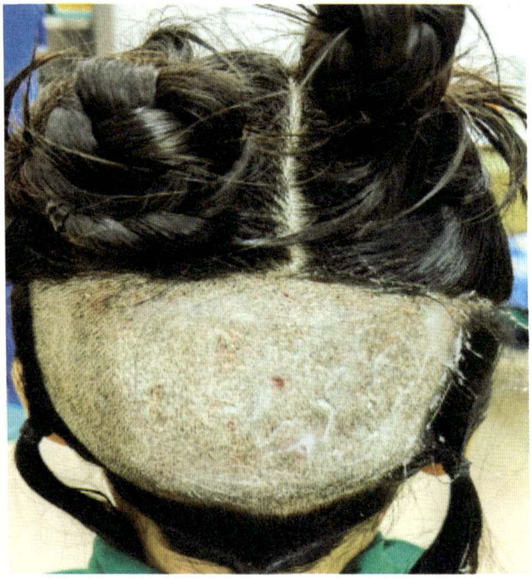

女性的移植前剃发准备

66. 哪些人群不能做毛发移植手术

（1）严重性心肺功能不全、肾功能不全的患者。

（2）严重的高血压、糖尿病患者，以及血糖、血压未能控制在理想范围内的患者。

（3）已知的瘢痕体质患者。

（4）供区头皮有毛囊炎的患者。

（5）供区头皮有破损的患者。

（6）肿瘤患者。

（7）对毛发移植手术及效果抱有不切实际想法的患者。

（8）脱发面积过大，供区无法满足种植量的患者。

67. 毛发移植术前患者需要做什么检查

一般情况下，毛发移植术前接受常规检查即可，如血常规、出凝血系列、感染性疾病筛查（乙型肝炎、丙型肝炎、梅毒、艾滋病）、心电图等。医生根据这些检查的结果评估患者对手术的耐受性和可能存在的合并症。

68. 毛发移植术前应该做些什么准备

首先，要做好心理准备。因毛发移植手术属于医学美容手术范畴，患者应对毛发移植手术流程有基本了解，对手术效果的期望值能够切合实际且要具备一定的心理承受能力。其次，要保持头部皮肤的清洁。根据毛发移植手术的要求配合医生将头发剃到合适的长度，一般建议长度在1.0～2.0mm。术中供区头发的长度会直接影响医生手术中提取的操作及质量。

患者术前常规进食，因为手术时间较长，以防因饥饿引起各种不适。

不穿套头的衣服，因为术后供区和受区都要进行包扎，套头的衣服不便于更换。

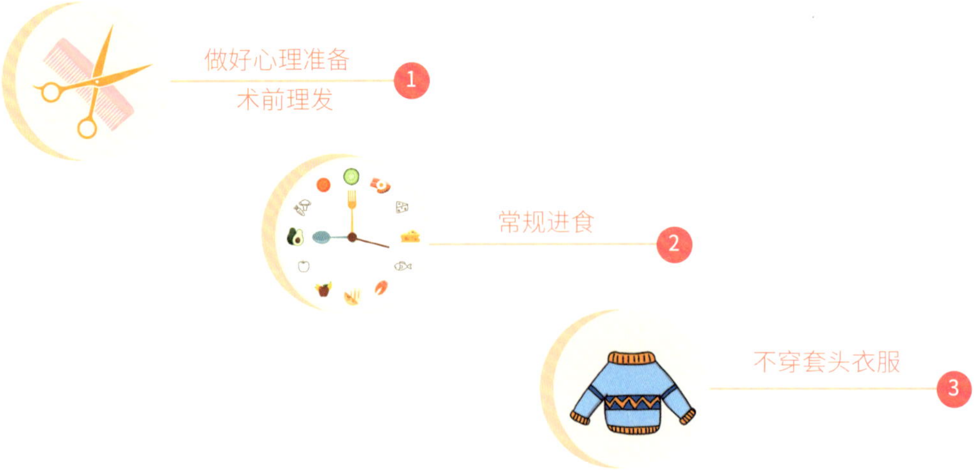

做好心理准备
术前理发
1
常规进食
2
不穿套头衣服
3

69. 毛发移植手术患者可以准备哪些物品

毛发移植手术属于门诊局部麻醉手术，但是手术时间相对较长，手术中途患者是可以上厕所和吃饭的。因此，患者可以准备自己喜爱的音乐或者电影，准备爱吃的饭菜、适量的饮料和零食，以便在手术间隙食用，还需要多准备一套宽松的衣服和一顶宽松的帽子。

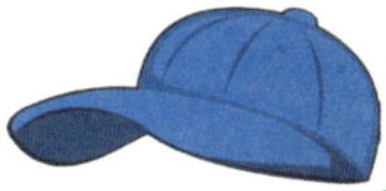

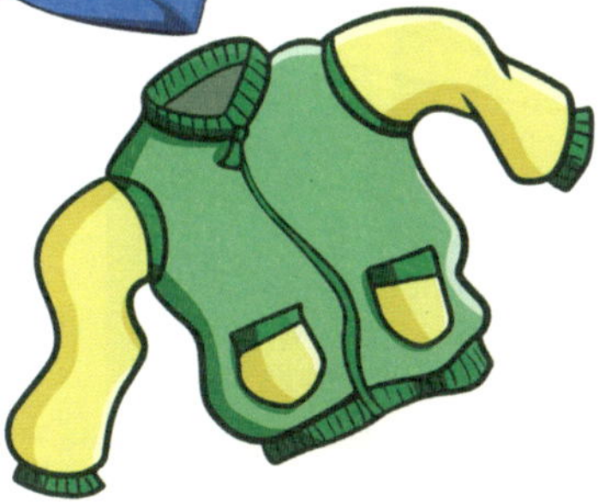

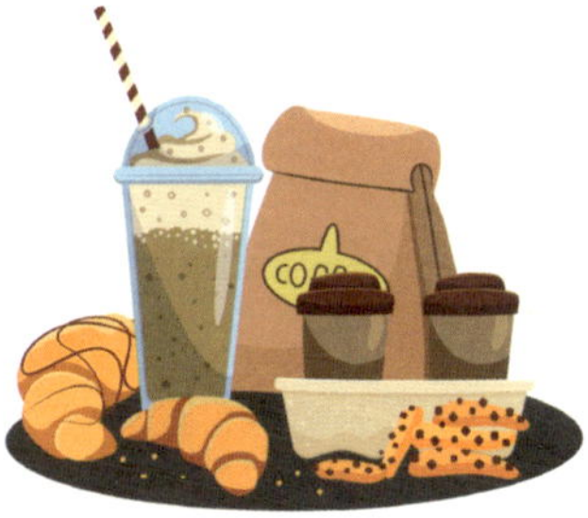

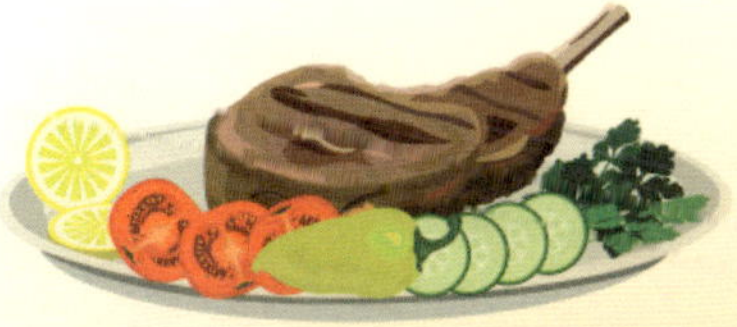

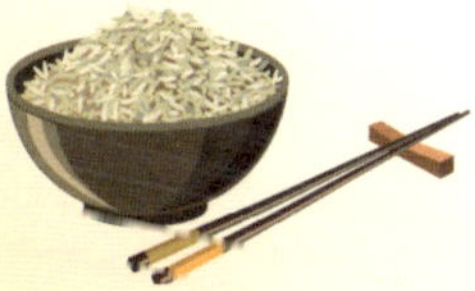

70. 针对毛发移植手术供区，患者需要做哪些准备

毛发移植手术前，移植供区需要确保没有皮损，没有皮肤疾病及炎症。按照植发的毛囊单位预算数，患者须剪短相应面积的头发，一般长度以0.1～0.2cm为宜。手术当天早晨患者须将头发洗干净，白头发较多的患者，建议提前1周染发。为了不遮挡手术视野，方便手术医生操作，长发患者手术当天须将长发进行编扎。

供区头发准备

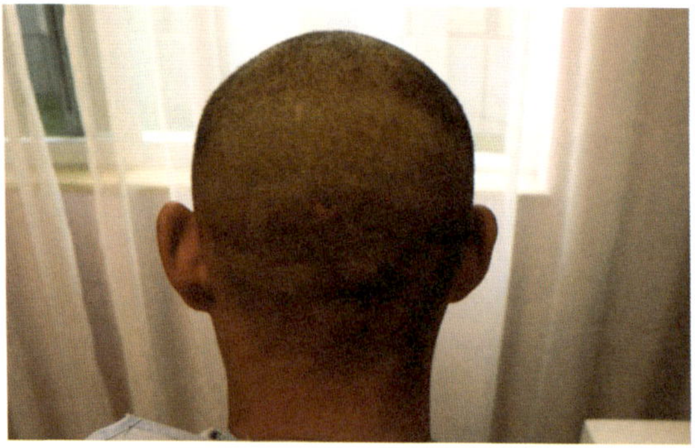

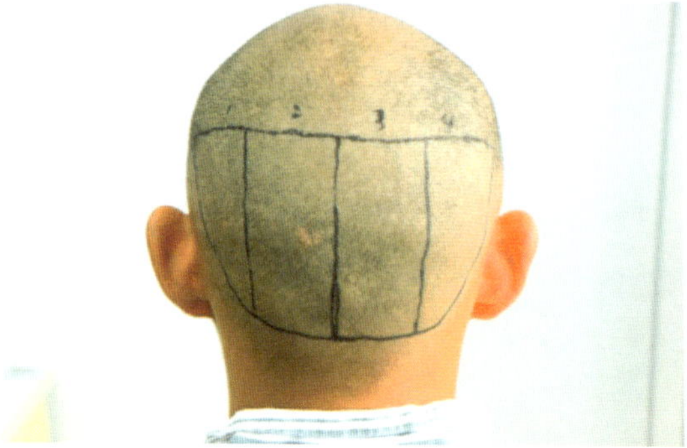

供区划线

71. 在毛发移植手术中肿胀液的作用是什么

肿胀液在脂肪抽吸术中得到广泛运用并证明了其安全有效性。为了减少毛发移植术中局部麻醉的使用量，医生选择在毛发移植术中使用改进后的肿胀液。在毛发移植手术中，肿胀液除了具备局部止血的功效，还可以让头皮层次更为清晰，有助于控制打孔和种植的深度，减少手术后的不良反应，同时减轻患者的疼痛感。

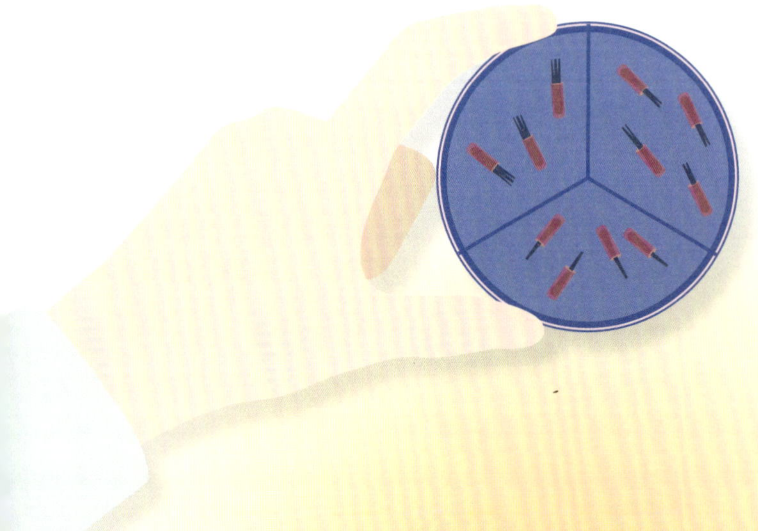

72. 发际线处进行毛发移植，术后会不会看起来不自然

发际线的设计首先要遵循基本美学原则，即“三庭五眼”。“三庭”的比例是前额中点到眉心的距离：眉心到鼻小柱的距离：鼻小柱到颏下缘的距离是1：1：1。一般情况下，男性发际线高度在7～9cm，女性发际线高度在6～6.5cm。男性的额颞角呈锐角，而女性的额颞角呈钝角。医生通过寻找患者残留的终毛来找到原本的颞点。对于女性患者，在设计前额中点时根据“三庭五眼”的美学原则，医生会将发际线适当上移，但上移不超过1cm。前额发际线形状一般设计为锯齿线的形态，不会设计成一条直线，直线显得僵硬不自然。

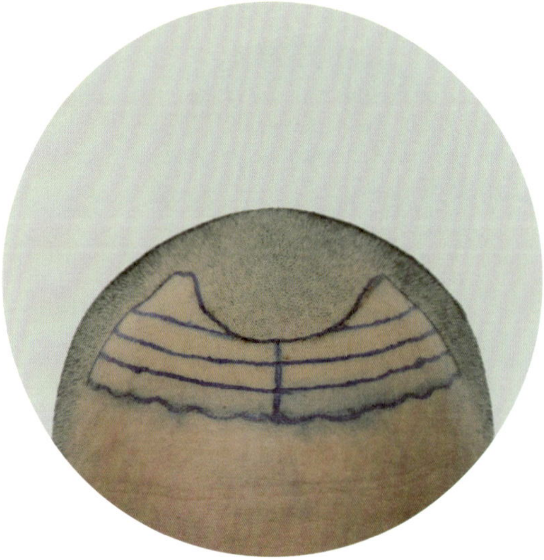

男性发际线设计

73. 毛发移植手术有风险吗

毛发移植手术属于微创手术，可引发的并发症相对较少，但仍然无法完全避免。

常见的并发症：供区轻微瘙痒、毛囊炎、受区肿胀或瘀血、供区或受区部分原生头发再脱落、受区头皮坏死、受区发际线毛发卷曲、受区毛发不长也不脱落、供区白点状瘢痕、毛囊成活率低、过敏、供区麻木或疼痛等。

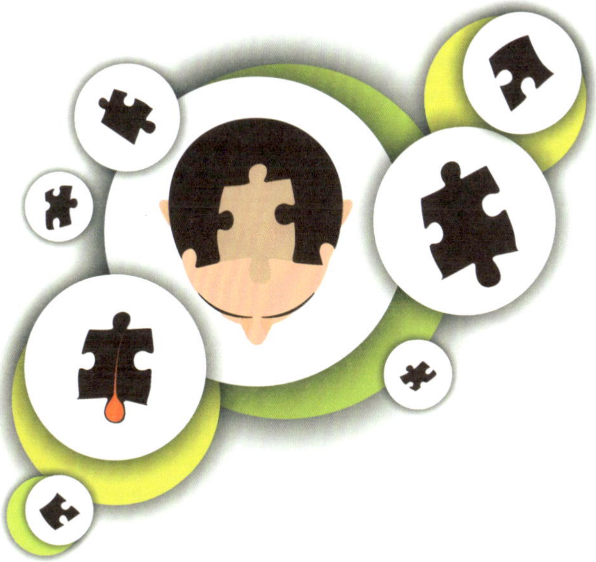

74. 医生是如何提取毛囊单位的

毛囊单位提取（FUE）是一种通过较小直径的环钻打孔器提取供区毛囊单位的技术。根据患者的毛囊情况，提取医生会选择合适的环钻，单根毛发的毛囊单位较多且较细可以选用0.8mm口径的环钻，2根及以上毛发的毛囊单位较多且毛发较多的可以采用0.9mm口径或者更大口径的环钻。提取医生顺应毛发的方向及角度冲压钻取，环钻进入皮下的深度为3～4mm，钻取毛囊单位时，左手用力绷紧头皮，从下往上提取。这时需要另一位医生一起拔取出移植体，拔取时使用镊子人工拔出。在拔取时会根据毛发的生长方向拔取，在拔取过程中可能会遇到毛囊单位与深部结缔组织粘连在一起的情况，这时医生会共同协作拔取毛囊单位。拔取出来的毛囊被放置于装有保存液的冰培养皿中。

毛囊提取

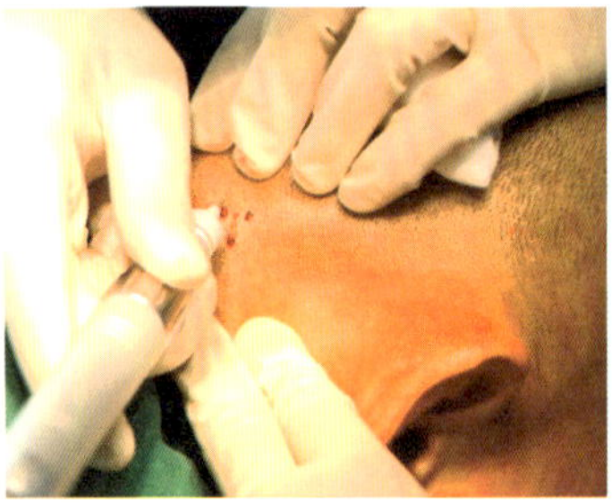

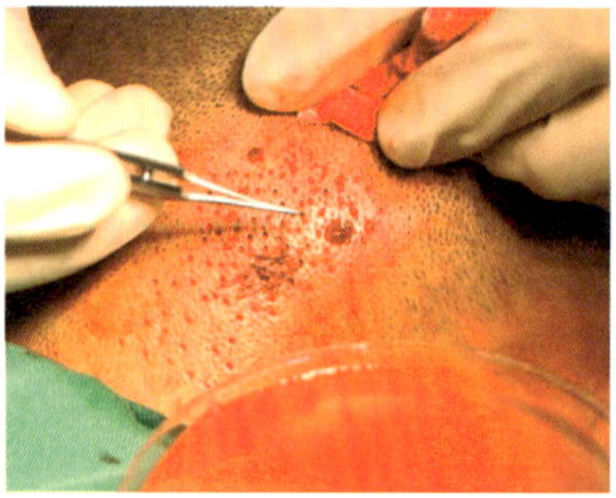

拔取毛囊

75. 毛囊单位是怎样进行分离的

毛囊分离是毛发移植术中至关重要的一个步骤，也是制约手术速度最关键的一步。分离人员用无齿显微镊捏住毛干，通过显微镜用圆刀片在无菌压舌板上进行分离（圆刀片的弧度可避免损伤毛囊，快速切除多余组织，提高分离效率），切去毛囊单位周围多余的组织，做到只有很少甚至没有多余的表皮，但保留完整的皮脂腺和完整的毛囊。分离过程中操作者不能夹持毛囊，根据种植区的要求，分离人员把毛发分为1根头发的毛囊单位或者2根头发的毛囊单位，最后把分离好的毛囊按照1根、2根分类，并可以按照20根或者50根为一组整齐排列于放有毛囊保存液的培养皿中。培养皿应放置于冰块上面，保持毛囊始终处于4℃左右的保存液中直至植入受区。

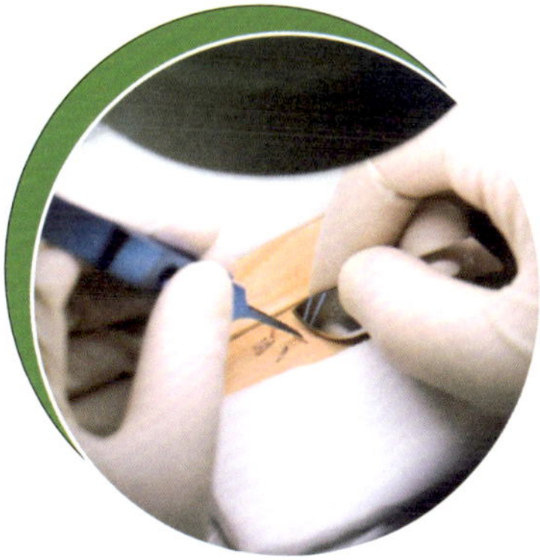

分离毛囊

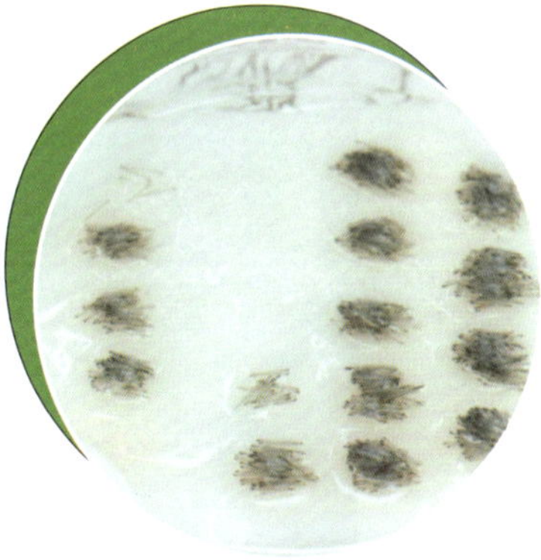

分离好的毛囊

76. 移植体是如何种植在头皮上的

就像种树要先挖好坑一样，种植头发之前，医生要先在受区打好孔。通常建议患者取半坐卧位，这样既舒适又便于植发操作者进行操作。操作者一般同时使用2把镊子进行种植，左手拿扩孔镊探孔并扩孔，右手拿种植镊种植。夹持移植体时操作者只夹持毛球部上方的毛干，这样可以对毛囊起到保护作用。操作者一只手用镊子打开植入孔隙，另一只手操作镊子夹持移植体植入孔隙中皮下3～4mm。操作者在种植的时候会遵循美学要求，在发际线种植1根头发的毛囊单位移植体，其后种植2根头发的毛囊单位移植体。医生在受区打孔时都有一定角度，操作者种植头发的方向跟医生打孔方向是一致的。

左侧种植

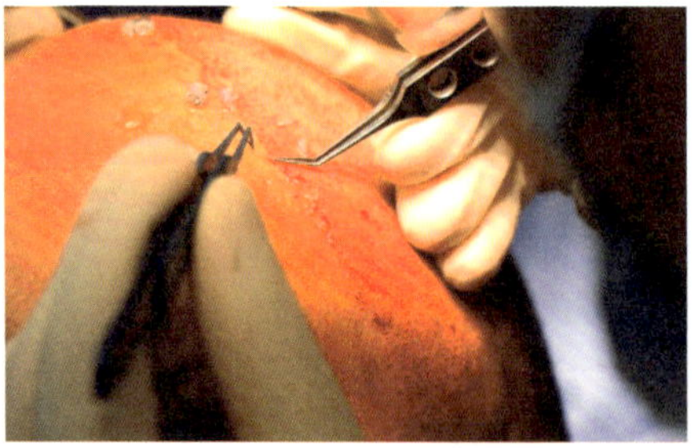

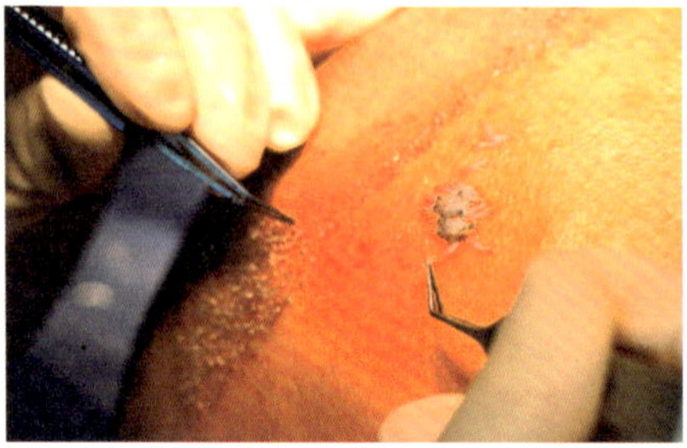

右侧种植

77. 种植过程中喷生理盐水（0.9%氯化钠溶液）的目的是什么

种植过程中喷生理盐水是为了保持种植体湿润。移植体干燥脱水不利于成活。

此外，种植过程中操作者在扩孔的时候患者头皮会出血，血迹会遮挡种植区视野。这时喷生理盐水能够冲洗血迹，保证操作者的视野清晰。

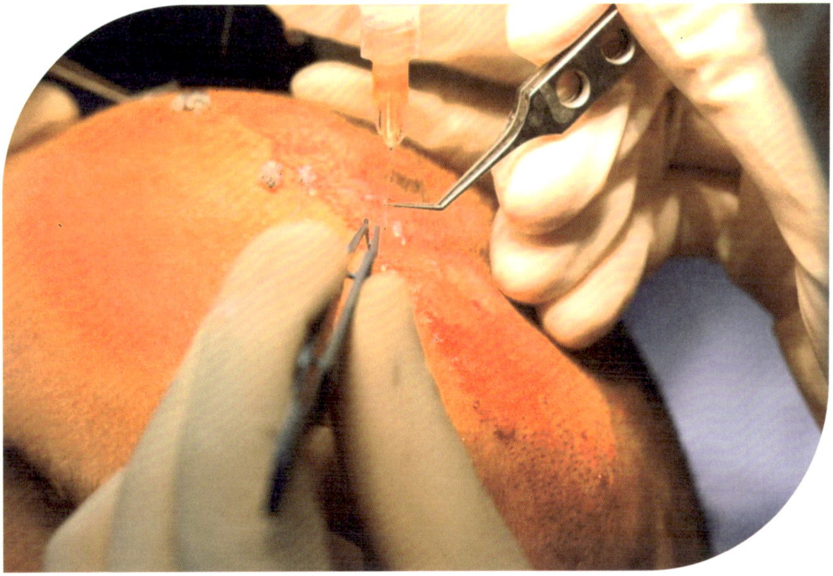

喷生理盐水

78. 毛发种植结束后怎么包扎

毛发移植术后包扎分两部分，一部分是供区包扎，一部分是受区包扎。

供区包扎先用生理盐水擦拭清理供区血痂待干，外涂复方多黏菌素B软膏，无菌纱布覆盖整个供区，绷带加压包扎。术后第1天供区清洗后直接暴露，保持清洁、干燥，隔天涂抹一次复方多黏菌素B软膏，预防毛囊炎等并发症的发生。

受区包扎先用浸泡液渗透的无菌纱布先覆盖，用胶布固定，然后用扎有孔的保鲜膜包裹整个头，再用胶布二次固定。最后患者要戴一次性使用帽。患者睡觉时取仰卧位，这样既可以压迫供区以防出血，同时也避免摩擦受区以防带出移植体。

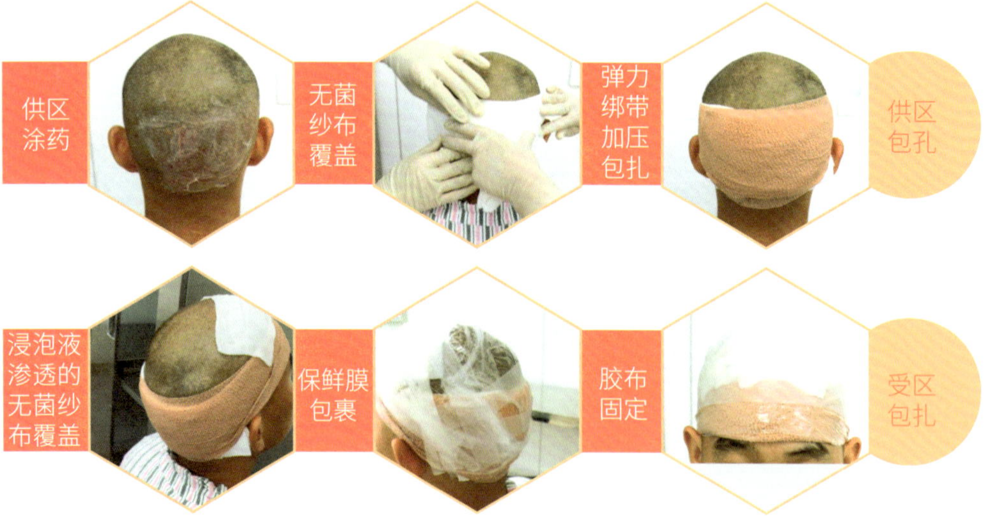

79. 毛发移植术后需要注意什么

（1）术后1周内枕头可以适当抬高，1个月内避免进行剧烈运动。

（2）术后1周之内尽量穿开衫衣服，少穿套头衫，防止穿脱时拖拽植发区域。

（3）术后1个月内受区避免碰到硬物，同时不能进行理发、烫发、染发等刺激性的操作。

（4）避免阳光暴晒，不能戴假发和帽子，保持空气流通才有利于毛发的生长。

（5）前10天建议通过喷水让受区保持湿润，提高移植毛发的成活率。

（6）进食高蛋白、高热量、高维生素饮食；禁烟酒及辛辣刺激食物。

温馨提示

——术后需要输液吗

正常情况下，毛发移植术后患者不需要输液，但患者要遵医嘱口服抗生素3～5天，防止感染。如果术后术区疼痛，可以对症口服止痛药。术后口服泼尼松片3天可以缓解术后水肿和疼痛。

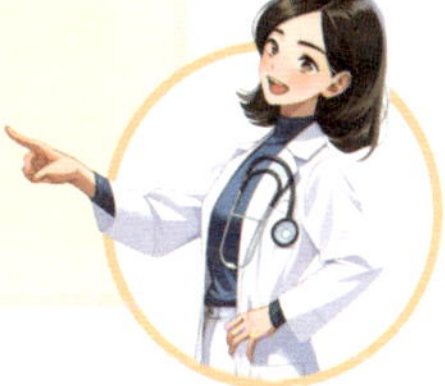

80. 毛发移植术后如何洗头

术后第1天患者须回医院进行清洗。清洗前医护人员会先剪除弹力绑带，再逐层揭下纱布。如果供区有出血，会用无菌纱布按压止血。之后患者可隔天洗头直至术后10天。

患者自行洗头时要用温水，采用中性温和不刺激的洗发液在手里打成泡用指腹轻拍植发区，除种植区外其他部位可以正常洗头。保持植发区域清洁有利于毛囊成活。洗完后用无菌棉毛巾轻压吸干水分。长发患者可用温凉微风吹干头发。供区可用毛巾直接擦干。术后最初10天每次洗完头都应在术区涂上复方多黏菌素B软膏。

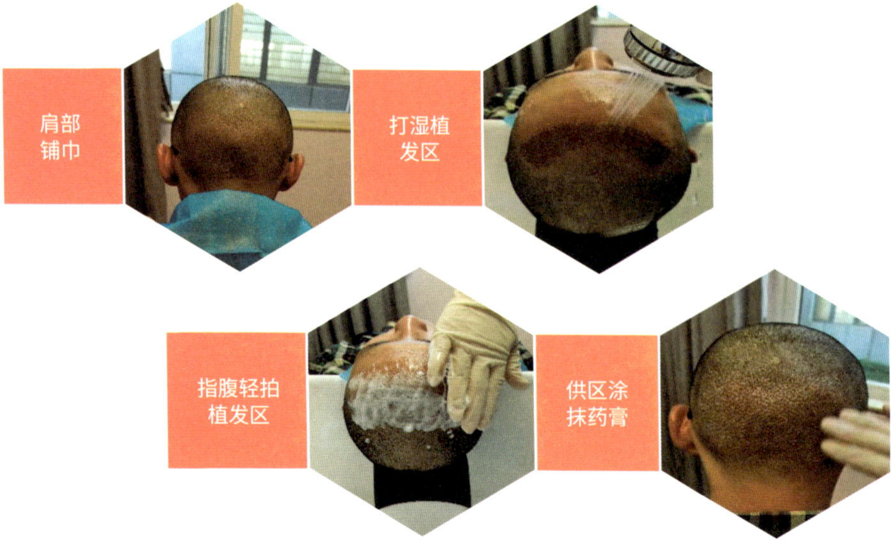

81. 毛发移植术后术区疼痛怎么办

毛发移植手术结束时医生会为患者注射长效麻药来减轻术后的疼痛。患者也可以自备一点止痛药，如果觉得疼痛感明显，可以口服止痛药。

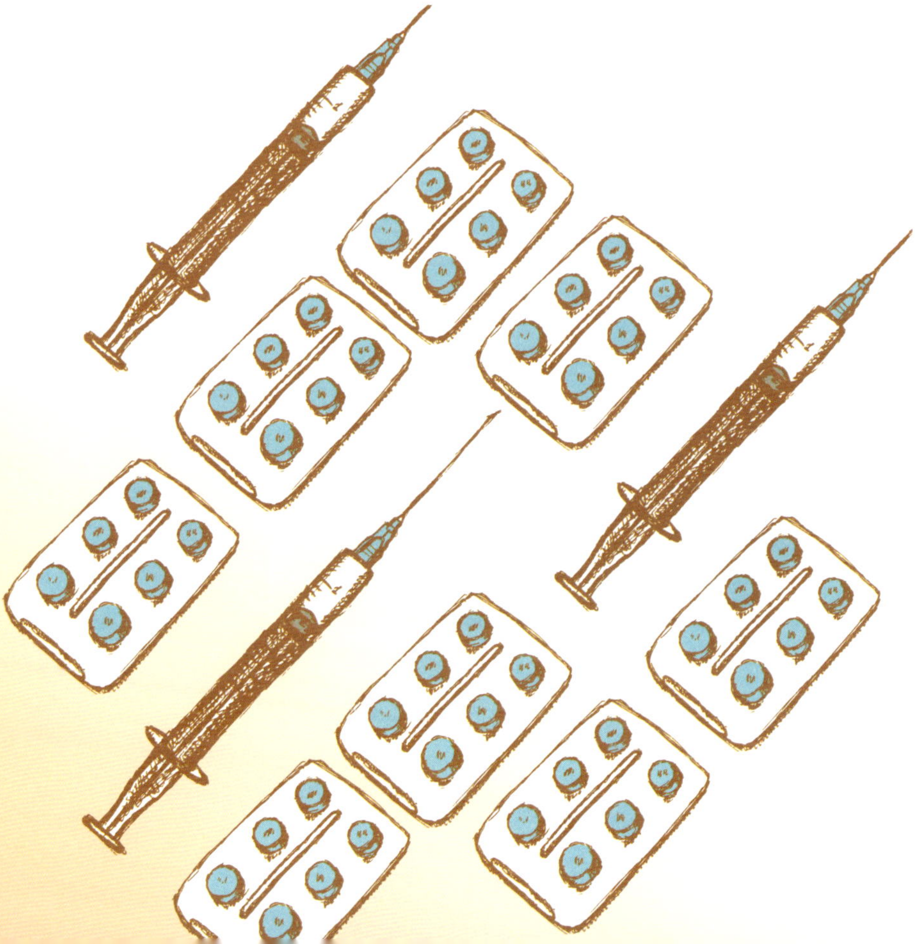

82. 毛发移植术后需要复查吗

毛发移植术后第1天、第10天，以及第1、第3、第6、第9、第12个月随访。只有通过随访，医生才能了解患者毛发生长的状况，并指导患者观察毛发生长状况。

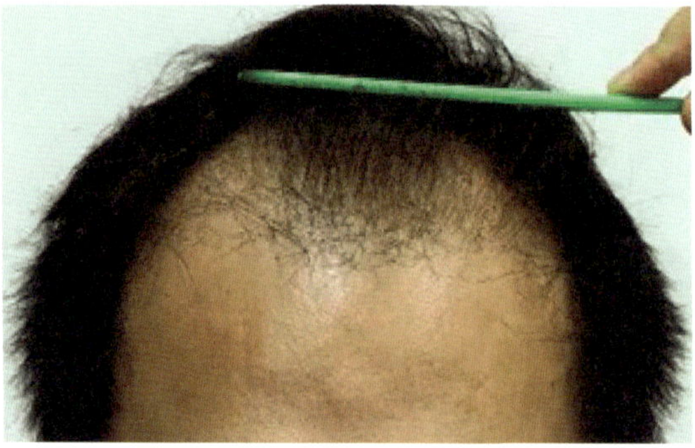

术前

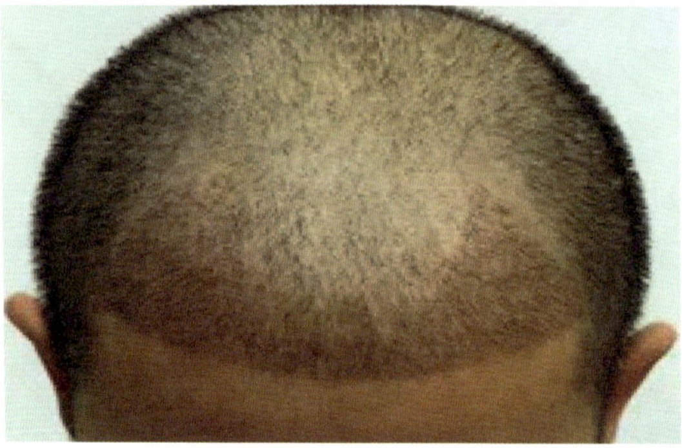

术后第 10 天

83. 毛发移植术后如何护理才能提高毛囊存活率

（1）保持创面清洁，这样有利于毛囊成活，在术后两周之内洗头时不要搔抓，如果有结痂不能自己揭痂，防止将毛囊拔出。

（2）术后联合药物治疗，外用米诺地尔溶液或口服非那雄胺，促进移植毛囊的存活并避免脱发的进一步发生。研究表明毛发移植手术后用米诺地尔溶液是非常有效的一种辅助治疗方法。

（3）术后采用630～670nm激光照射头部。有研究表明此波段之间的可见红光被细胞内的细胞色素C吸收，光生物学反应刺激细胞色素C传递信号通过毛囊细胞，从而增加细胞活性和生存能力，促进毛囊存活。

84. 毛发移植术后使用的洗发水有什么要求

毛发移植术后，患者可以选择相对柔和的洗发水，洗发水要避免含有硅油和丙烯乙二醇等刺激性物质，因为这些成分有可能加重头皮的负担。不建议选择功效性特别强的洗发水，如生姜洗发水、添加中药成分的洗发水等，这样容易影响移植毛囊的成活。

85. 毛发移植术后多久能看起来比较自然

移植手术后2～8周可能出现移植毛发脱落的情况，脱发通常会持续2～3个月，这是正常现象，此时不要担心、忧虑。2～3个月后移植毛发开始重新生长，一般半年能够长出约70%，9个月后能达到较为理想的效果。

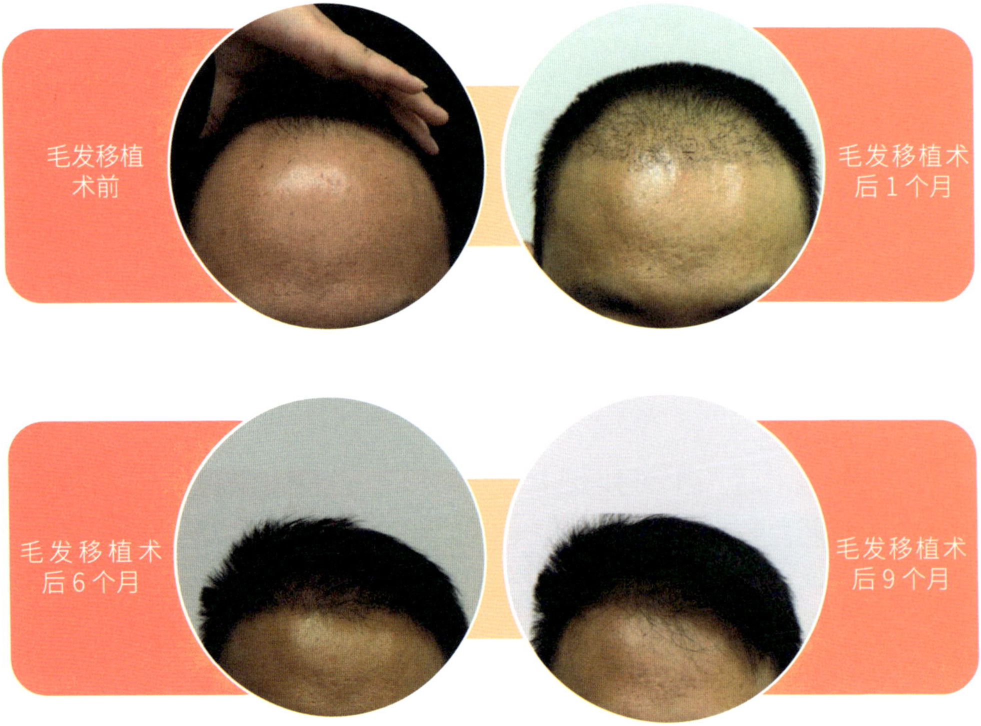

86. 种植的头发还会出现雄激素性脱发吗

最新的研究表明，与雄激素性脱发最直接相关的是二氢睾酮（DHT），二氢睾酮能够使毛囊进行性微型化，并在随后的毛发周期中使头发逐渐变细，头发的颜色逐渐变淡，终毛变成毳毛，这些毳毛最终脱落，毛囊萎缩消失。

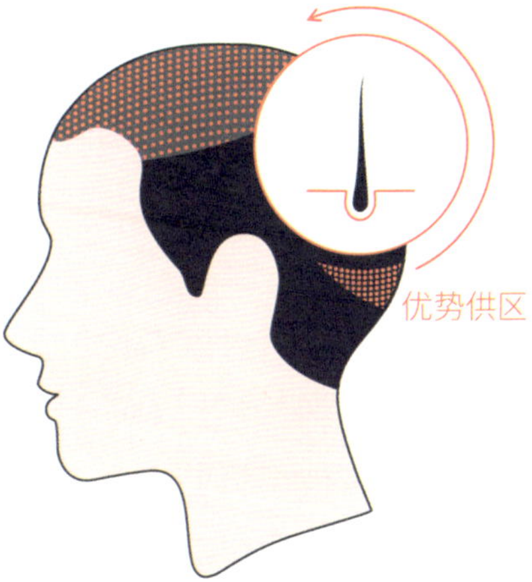

基于供区优势原理，种植到受区（脱发区）的毛发取自优势供区，也就是枕部非脱发区。优势供区的毛囊对二氢睾酮并不敏感，所以优势供区的毛囊种植在脱发区域原则上来说是可以持续独立成活的，生长出的毛发也和正常毛发一样，有着正常的生长周期。

87. 受区面积比较大怎么办

受区面积的大小是相对于供区而言的，受区面积大也就意味着供区资源有限。传统的安全区定义为耳后和枕外隆突上下的U形毛发区为安全供区（safe donor area，SDA），其范围为：①前界，以经外耳道的垂直线为前界。②上界，外耳耳颅沟上2cm处做一条水平线与枕后中线相交此点与经外耳道垂线的顶点相连，即为安全区的上线。③下界，根据体格检查及患者的家族史而定。

当受区面积过大或者说供区相对不足时，首先要排除脱发的进展期，进行规范的内科治疗。对于受区而言外用米诺地尔和或口服非那雄安片3个月以上，不仅可将处于退行趋势的毛囊单位扭转为直径增粗、脱落减少的趋势，缩小受区面积，还有助于提高供区毛发质量。

另外，针对受区面积较大的情况，除了选择后枕部优势供区以外，还可以选择其他适合的区域作为补充供区。

88. 怎样保证移植区的头发和其他区域一样茂密

头发的密度和毛囊单位的密度因个体不同而存在一定的差异。枕部供区的毛囊单位密度平均为100FU/cm^2。一般头发的密度是毛囊单位密度的2.5～3.0倍。每平方厘米移植20～60个移植物可以达到较好的美容效果。大多数专家认为每平方厘米移植30～40个移植物就可以达到美容效果，同时还节省有限的毛囊资源。在实际的手术过程中一般前发际线区、双侧额颞角前额区需要高密度移植（35～50FU/cm^2）。如果没有足量可移植的毛发，头皮中间区也可以较高密度移植（25～40FU/cm^2）；如果毛发数量不够，顶区可选择不移植。

89. 毛发移植手术可以一次就达到理想效果吗

对于非进展性脱发患者，比如瘢痕性毛发缺损、先天性发际线过高、供区毛发充足的患者一般一次性植发就能达到理想的修复效果。但对于雄激素性脱发的患者，在进行毛发移植手术的同时还应该进行规范的内科治疗，防止脱发继续进展而使脱发面积继续扩大。如果在进行毛发移植后若干年原生发继续脱落，脱发区域较前扩大，则可能需要再次甚至多次植发才能维持理想的效果。

90. 植发能不能解决所有脱发问题

毛发移植手术有其适应证及其局限性，主要适用于雄激素性脱发，瘢痕性秃发，外阴、胡须、胸毛的脱失，放疗导致的脱发及眉毛、睫毛的缺失，发际线重建，鬓角重建等。

大多数非瘢痕性脱发，比如斑秃、休止期脱发等经正规治疗就能明显改善或好转的患者，不适合进行毛发移植手术。

91. 影响毛囊存活的因素有哪些

在毛囊从提取、离体、保存，再到种植到受区的整个过程中，每一个环节都会影响毛囊的存活。首先，物理性创伤，横切、脱水、挤压、血管因素等都不利于毛囊存活。因此，在提取过程中医护人员会严格掌握提取角度与深度，避免横切；毛囊离体后应全程低温水化保存，温度不超过4℃，降低毛囊耗氧。其次，手术前因素，包括先前的手术/瘢痕，日光性损害、吸烟等也会影响毛囊存活。受区良好的血供也是保证毛囊存活的关键。单位面积内植入毛囊过密和多次重复打孔会增加血管损伤的可能，同时单位面积内的血供会相对减少影响毛囊存活。打孔深度一般以4.0～4.5mm为宜，不要超过4.5mm，在较浅的孔径内毛囊也能生长良好，而孔径过深则影响毛囊成活。

92. 毛发移植过程中为什么要拍那么多照片

拍照是记录手术过程的重要手段。毛发移植手术中拍照可以直观记录患者的手术过程，方便术后查阅及术后效果的评估。同时，手术照片作为临床资料还可促进手术技术的改进以及提供有价值的医学参考。毛发移植中拍摄的照片包括：术前、受区打孔前、受区打孔后、供区术前、供区术后、移植物植入完成后。

93. 眉毛可以移植吗

眉毛是可以移植的。眉毛移植操作流程跟毛发移植一样。通过毛发移植的手段可以实现眉毛缺损的修复及眉形的改变。

94. 眉毛移植用的是头发吗

眉毛移植用的确实是头发，只是跟头发移植所用毛发提取区域有所不同。进行眉毛移植，常常建议挑取耳后的发鬓区作为供区，因为该区域的毛发相对细软，跟眉毛质地相近，移植后的效果更自然。

95. 移植后的眉毛会长得像头发那么长吗

答案是肯定的。临床上眉毛移植常用头发，被移植的毛囊并不会因为位置改变而发生生长周期的改变，它还是按照头发的生长周期在生长，因此需要定期修剪。

96. 头部瘢痕导致的头发缺损能植发吗

这需要根据瘢痕的具体情况来判断。非增生性瘢痕可以进行植发，增生性瘢痕则不建议植发，这是因为增生性瘢痕血供差，植发后毛囊成活率低。

植发前瘢痕

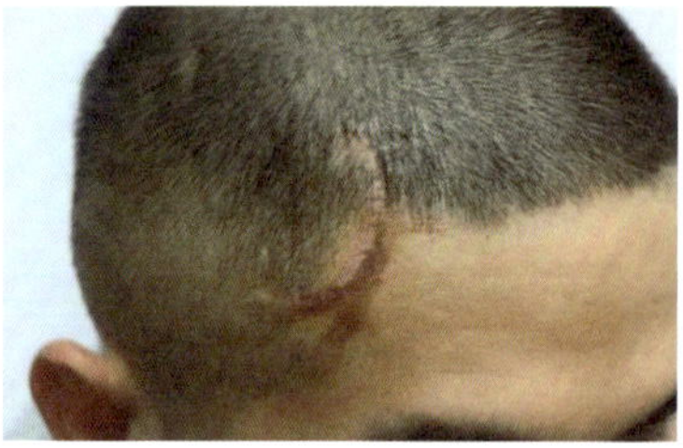

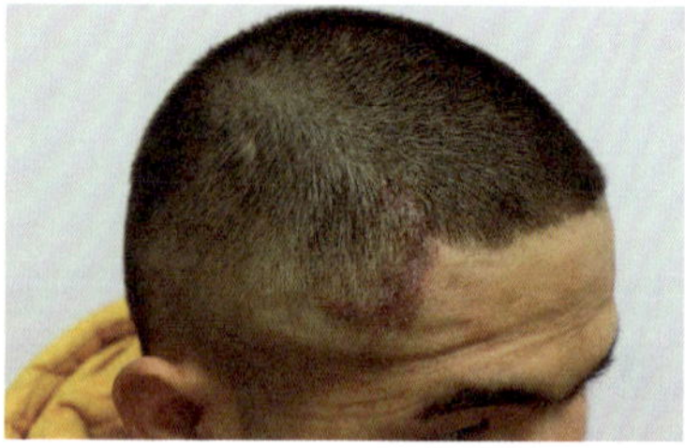

植发后瘢痕

健康的头皮是什么样的

头皮会出现哪些问题

第五章

防脱发的日常养护

97. 健康的头皮是什么样的

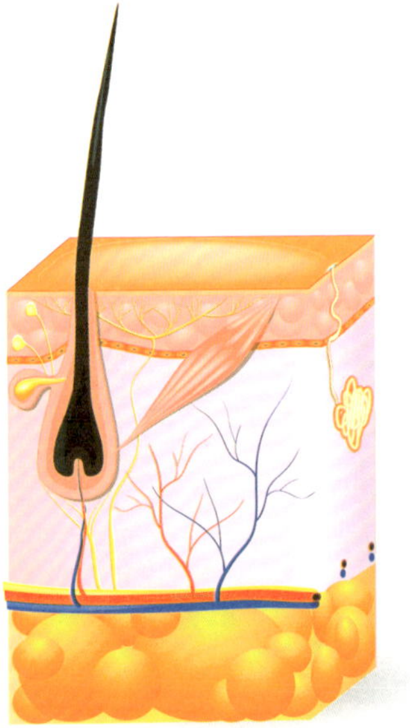

健康的头皮略呈青绿色，头皮下面聚集着众多的汗腺和皮脂腺，最外层是皮脂膜，可抵御外界的侵袭。

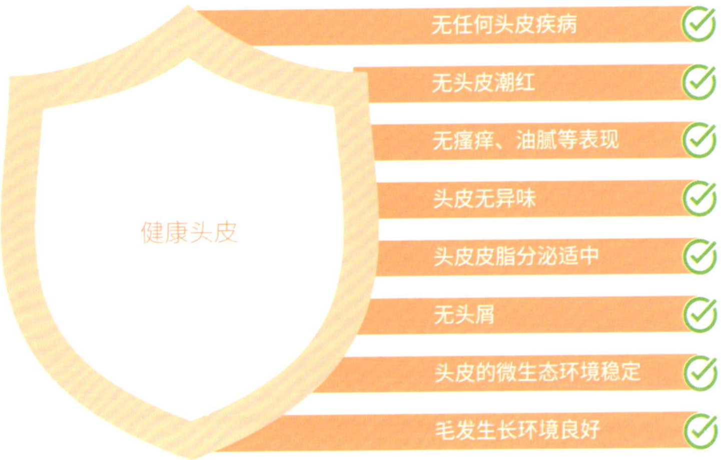
健康头皮
无任何头皮疾病
无头皮潮红
无瘙痒、油腻等表现
头皮无异味
头皮皮脂分泌适中
无头屑
头皮的微生态环境稳定
毛发生长环境良好

98. 为什么要保持头皮健康

世界卫生组织（WHO）提出的健康人十条标准里有一条就是头发有光泽、无头皮屑。所以，头皮健康关系到身体的健康。在我国 80% 以上的都市人都被头发油腻、头屑、头皮瘙痒等头皮问题困扰，仅有 8.2% 的人认为自己没有任何头皮问题。现代都市人精神压力大、生活方式不科学，导致头皮环境恶化。头皮作为头部的天然屏障，与身体健康息息相关。头皮也是人体气血是否旺盛的表征，与全身脏器的健康息息相关，是人体健康的晴雨表。头皮问题轻则引发毛囊炎、脂溢性皮炎，重则可能引起头皮肿瘤。有资料显示，由于物理及化学因素刺激，近年来罹患头皮肿瘤人群的比例正逐年上升。因此，保持头皮健康至关重要。

99. 头皮会出现哪些问题

（1）头油：当头皮油脂分泌失衡，头皮就会出油、变油腻。

（2）头痒：当头皮菌群环境失衡，有害菌大量滋生，就会出现头痒。

（3）头屑：头屑是一种慢性、易复发且较常见的头皮问题，表现为头皮上片状白色鳞屑并伴有不同程度的瘙痒以及刺痛。头皮角质层代谢过快、脱落，就形成头皮屑。

头油、头痒和头屑是常见的头皮问题。头皮问题的根源很可能在于头皮菌群、油脂、代谢三大平衡遭到破坏。只有系统地调整头皮生态环境，才能够从源头上解决头皮问题。

100. 出现哪些情况应该引起注意？

（1）头皮出油旺盛且头屑很多，一天不洗头发就变得很油腻或者扁塌，头皮有时会散发异味，洗完的头发不容易干。

（2）头皮干燥且发痒，出现雪花状的头屑。

（3）发丝毫无生气，会出现一些脱发现象；发丝细软，容易断裂。

（4）头皮敏感：换季时头皮容易发痒，出现大片状的头屑；头皮容易红肿、疼痛。

（5）头皮经常感到紧绷、瘙痒；发际边缘发丝很细，头皮外露明显。

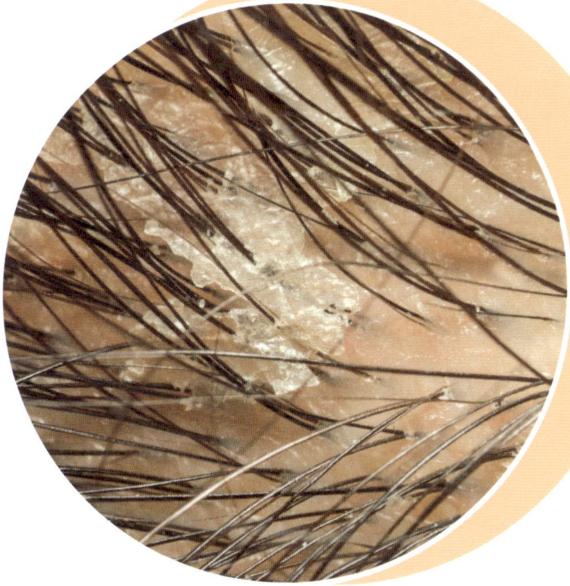

雪花状的头屑

101. 促进头皮健康，日常生活中需要注意什么

（1）调节生物钟，早睡早起，保证充足的睡眠，不熬夜。

（2）工作上劳逸结合，避免过度疲劳。

（3）保持良好的心理状态，乐观豁达，保持心情舒畅，避免焦虑和抑郁。

（4）不要频繁烫发、染发或随意抓挠头皮。

（5）减少戴帽子的时间，让头皮可以自由呼吸；但在阳光强烈的户外要戴防晒帽，选择透气性能好的棉质帽子。

102. 饮食上需要注意什么

饮食上要增加维生素及锌的摄入，多吃糙米、奶类、瘦肉、蛋类、绿色蔬菜、花生、葵花籽、番茄等食物；避免辛辣、肥腻及可能诱发皮肤过敏的食物；含咖啡因的饮品、酒及含酒精类饮料等也要避免。

103. 可以进行头皮按摩吗

正确的头皮按摩可以促进血液循环，缓解头皮紧绷。但按摩时要注意手法轻柔，可以用指腹轻轻画圈的方式按摩头皮，不可用指甲。洗发前可以用专门的头皮护理产品按摩头皮，这能帮助因压力或束发而紧绷的头皮获得舒缓，也能达到抑制头皮过量出油的效果。按摩建议在干发上进行，一定要用指腹部位，不能用指甲去抠头皮，会使头皮受损。按摩时，遵循由下往上的顺序，一周进行2～3次比较理想。

104. 洗发水是洗头皮还是洗发丝

洗发水对头皮及发丝都有清洁的作用。洗发水首先可清除头皮的油垢和汗液，其次可清除发丝上的造型产品残留物和灰尘。

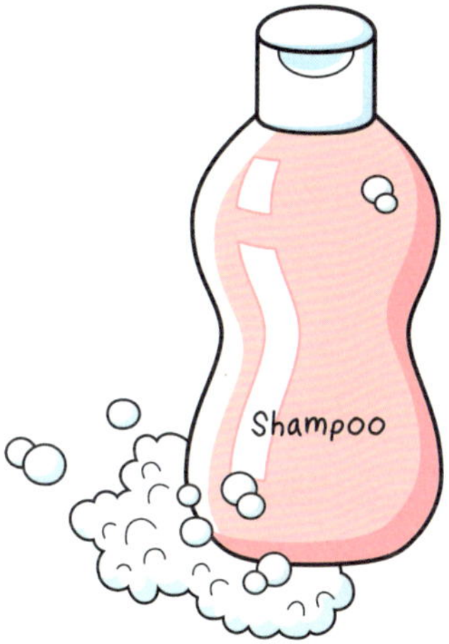

105. 干性头皮的人怎么选择洗发水

干性头皮的人建议选择含有维生素E、玻尿酸、氨基酸或者水杨酸的洗发产品。维生素E有修护滋养的功效，玻尿酸有保湿的作用，而氨基酸和水杨酸则可以调制油脂分泌，起到水油平衡的作用。洗完头发后建议使用润发乳或精油，先用毛巾吸干水分，吹发选用低温吹风，吹发时间不能太久。

106. 油性头皮的人怎么选择洗发水

油性头皮的人建议选择含有茶树提取物、柠檬提取物、芦荟提取物等成分的洗发产品，这些成分有控油的作用，或者在洗发水中加入几滴含有这类成分的精油也可以。油性头皮的人头发油了要及时清洗，避免外来污染物及细小灰尘黏附在头皮上和头发上，损害头皮环境。头皮上的油脂很容易被紫外线氧化产生过氧化脂类，这些产物会进一步刺激头皮，从而导致头皮脂质增加。

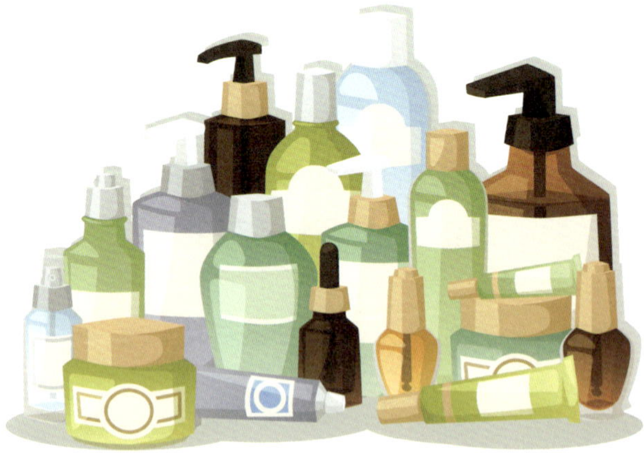

107. 混合性头皮的人怎么选择洗发水

混合性头皮的人可以选择含有水杨酸、柑橘提取物、洋甘菊提取物、天竺葵提取物等成分的洗发水。混合性头皮的人不建议每天洗头，但如果头皮、头发油了怎么办呢？可以当天用清水清洗，隔天再用洗发水清洗。混合型头皮的人洗发后第一天呈现干性发质的特征，第二天则呈现油性发质的特征，而且头皮会比较敏感，容易长痘，所以要减少摄入容易引起过敏的食物。

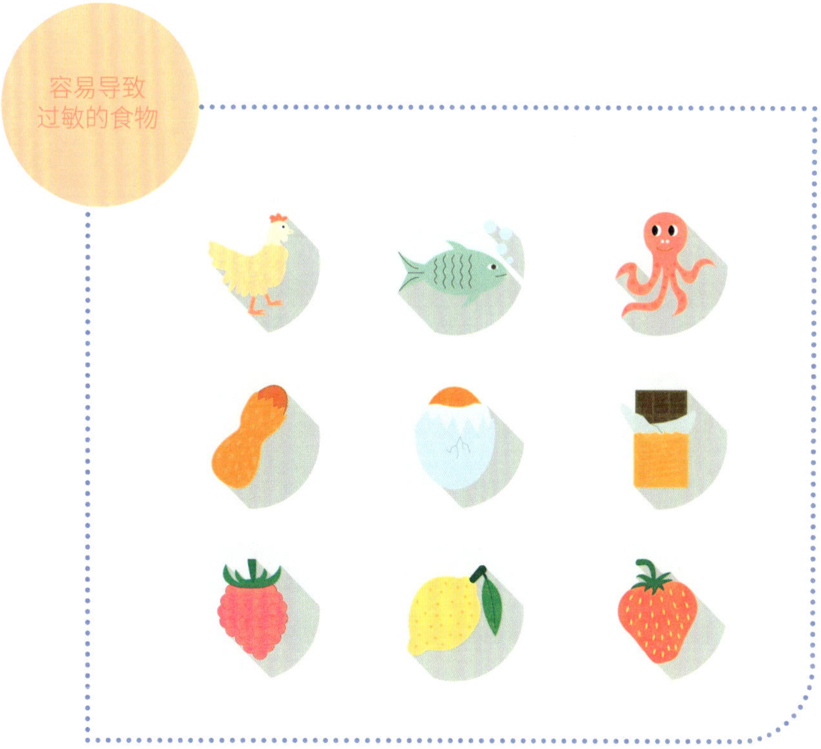

108. 洗发有什么技巧吗

正确的洗头方式：洗发前一定要梳发，梳开纠结的发丝，长发要从发尾开始梳理才不会对头发造成不必要的拉扯和损伤，接着用水把头发冲洗至完全湿润，再将洗发水涂在手心加水稀释，将洗发水揉搓起泡再涂在头发上。不要直接将洗发水倒在头皮上，这样会刺激头皮；用指腹揉搓；冲洗时水温不宜过冷或过热，约40℃，接近人体体温最理想，同时最好使用花洒冲洗，水柱力量太大会对头皮造成损伤。

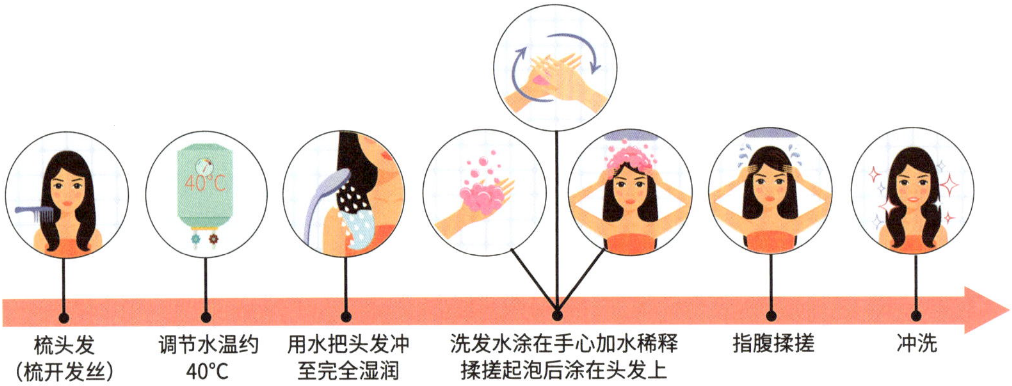

正确的洗头步骤

109. 头发洗后怎么吹干

洗后的头发不要马上使用吹风机，先用干毛巾轻拍后用毛巾包裹住头发将水分吸去一部分，再使用吹风机；吹的时候先吹内层，再吹外层，不要开到强热风，尽量用低温暖风，吹风机风筒距离头皮8cm以上。

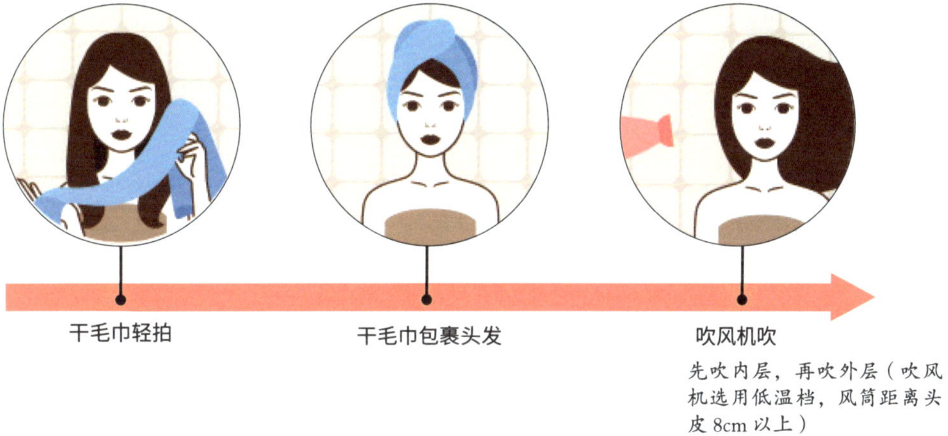

头发吹干正确步骤

110. 头皮也会衰老吗

头皮是覆盖于颅骨之外的软组织，是面部皮肤和颈部皮肤的延续。头皮皮肤比大部分面部皮肤薄。头皮的皮脂腺密度较为丰富，皮脂分泌比较旺盛，头皮的毛囊密度比较高，自由基含量也比较高。自由基是决定人体老化速度的关键，因此头皮是衰老非常快的皮肤组织，衰老速度比面部以及身体其他部位的皮肤都要快。

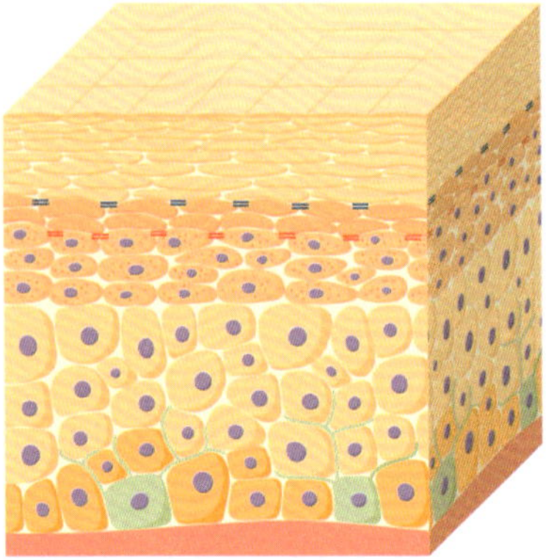

年轻的皮肤

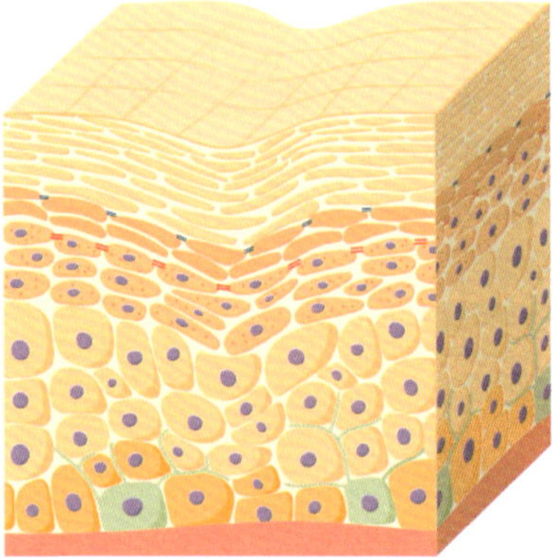

衰老的皮肤

111. 头皮衰老有什么表现

头皮衰老经历内在和外在的过程。脱发人群由于头皮毛发较少，更容易显示出内在和外在衰老的特征。头皮衰老可伴有明显的日光性组织弹力变性，包括色素沉着、萎缩、毛细血管扩张、细胞结构变化、皮肤更薄且更易受损，以及更容易导致头皮出现日光性角化病、皮肤鳞状细胞癌、黑素瘤等皮肤肿瘤。

非脱发人群由于头皮有更多的毛发覆盖，主要显示出内在衰老的特征，最明显的是毛发的变化，比如毛发变细、变灰白等。非脱发人群头皮的皮肤衰老通常不容易被注意到，主要表现为头皮苍白干燥，弹性降低，脆性增加及变薄、松弛等。

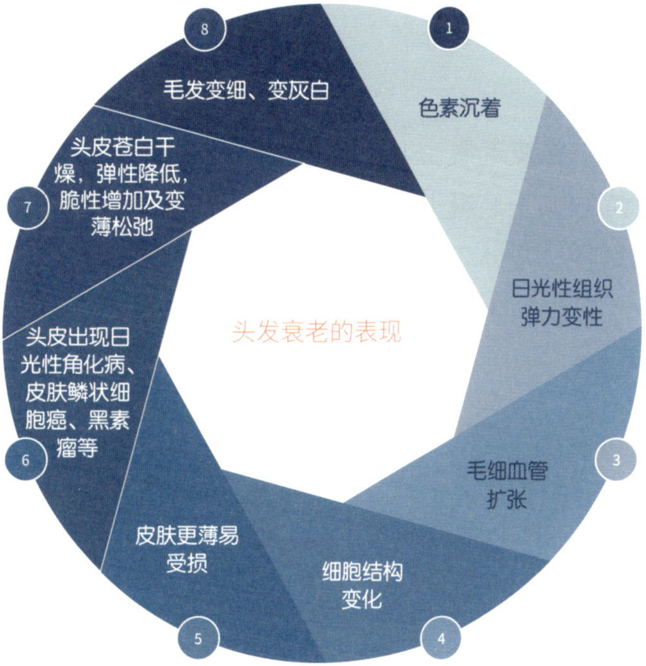

112. 头皮衰老会导致毛发发生什么变化

头皮衰老导致头皮表皮层屏障功能缺损，内部水分及营养物质流失，头皮容易干燥脱屑，头皮瘙痒、炎症，引起头皮皮肤肿瘤的发生，毛发变灰白，毛发变细、发质变差，毛发稀疏、脱发、秃发。

113. 头皮衰老对毛囊有没有影响

头皮毛囊密度比较高，而毛囊是毛发产生的根本，毛囊的再生和更新均依赖于毛囊干细胞的活力。随着时间的推移，这些干细胞受到内部衰老调控以及外界损伤累积，更新和增殖不再活跃，最终导致毛囊退化，进而引起无新生毛发、白发等症状。

114. 头皮衰老为什么会使油脂分泌过多

头皮衰老会使头皮表皮层屏障功能受损，让内部水分及营养物质流失，导致头皮干燥脱屑，从而与头屑相关的马拉色菌会释放出刺激性的不饱和脂肪酸，导致头皮微生态异常，进而引起油脂分泌过多等症状。

115. 头皮衰老为什么会使头皮变薄、松弛

真皮主要由成纤维细胞和细胞外基质（ECM）组成。ECM主要成分是提供韧性的胶原纤维和提供弹性的弹性纤维。胶原纤维、弹性纤维等ECM 成分均由成纤维细胞分泌产生。真皮的厚度与其纤维组织等ECM成分的多少关系密切，衰老过程中，胶原蛋白流失，纤维碎片化，功能成分减少，阻碍成纤维细胞和 ECM 之间的机械作用，导致成纤维细胞分泌能力降低，最终导致真皮变薄，头皮松弛。

116. 头皮衰老会引发哪些疾病

头皮衰老是导致头皮出现各种皮肤良性或恶性肿瘤病变的原因之一。脂溢性角化病、色素痣、皮脂腺痣均是常见的良性皮肤肿瘤，发生在头皮可以使病变处毛发减少。日光性角化病是最常见的皮肤癌前期病变，为紫外线长期照射所致，易发生在秃发的头皮上。秃发头皮常见的恶性皮肤肿瘤主要为基底细胞癌、鳞状细胞癌、黑素瘤、血管肉瘤等。

117. 头皮衰老为什么会使毛发变灰白

毛发变灰白是由于毛发黑素颗粒减少的缘故。衰老导致毛囊黑素细胞中有大量的氧化应激反应发生，氧化应激选择性诱发毛囊黑素细胞退化和凋亡，导致毛发变灰白。

118. 头皮衰老为什么会使毛发变细、发质变差

在衰老过程中活性氧攻击上皮细胞，产生大量基质金属蛋白酶（MMP）。MMP可降解组成毛干的重要成分——角蛋白，使得毛干的完整性遭到破坏，从而导致毛发变细、发质变差，尤以头顶、发缝、发旋等光暴露部位常见。

119. 头皮衰老为什么会使毛发稀疏、脱发、秃发

头皮衰老导致毛囊中各类细胞更新减弱、营养供给不足，毛囊逐渐进入退行期，毛发逐渐稀疏、脱发、秃发。微循环障碍、激素、压力、药物不良反应、疾病等因素均可以通过复杂的发病机制，导致上述衰老症状。

120. 可以通过什么手段来延缓头皮衰老

头皮是头发生存的环境以及面部皮肤的延续，内部及外部诸多因素均可以引起头皮衰老，需要采取科学有效的头皮抗衰手段来进行头皮年轻化管理。

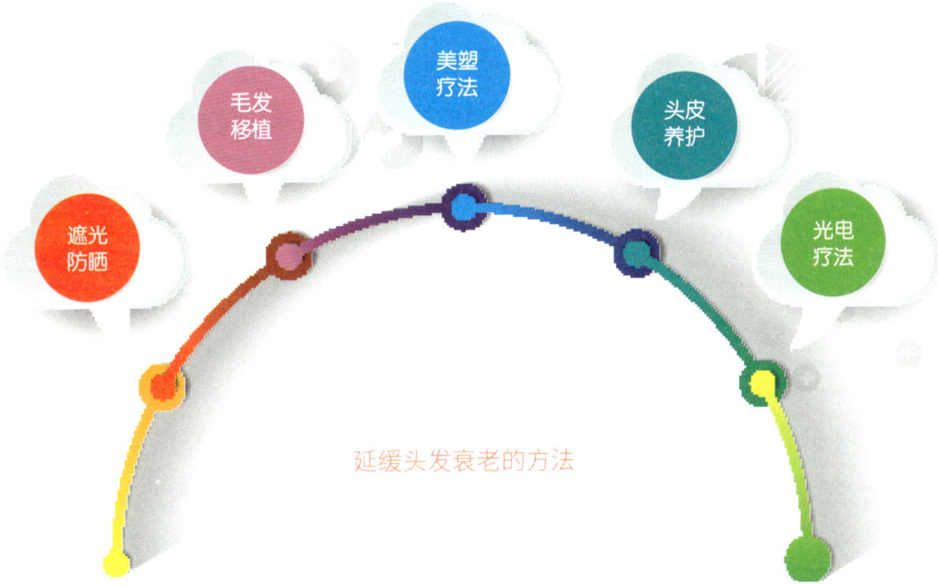

遮光防晒
毛发移植
美塑疗法
头皮养护
光电疗法

延缓头发衰老的方法

（1）遮光防晒。头皮毛发可以保护头皮免受紫外线的侵害。但紫外线无处不在，毛发间存在许多间隙，不可能完全阻隔紫外线对头皮的照射。而且头皮衰老导致的毛发稀疏、脱发、秃发，使头皮更多地暴露于紫外线之下，因此适当遮光防晒还是必要的。遮光防晒主要分为物理防晒和化学防晒，前者如遮阳帽、遮阳伞、物理遮光剂，后者如发用防晒剂以及其他具有防晒功效的护发产品。一些天然植物成分如芦荟、海藻、沙棘、黄芪、银杏也具有吸收紫外线的功能。此外，还可以采用添加抗氧化剂、烟酰胺、β胡萝卜素等药物来对抗头皮光老化。

（2）毛发移植。头皮衰老导致毛发稀疏、脱发、秃发，严重影响人的美观和健康。目前毛发移植手术对于毛发稀疏、脱发、秃发的治疗已经相对成熟，是临床上见效快、疗效持久、较为理想的一种治疗方法。毛发移植是将自体的部分毛发通过外科手术的方法，使其重新分布于头皮秃发区域或者身体其他毛发缺失部位，移植后的毛发仍保持原有的生长特性，并在移植区域内继续生长。毛发移植手术效果受到供区毛发的生长状态、患者的心理素质、操作人员的技术等因素的影响，所以在植发前可对供区毛囊、受区头皮进行养护，以提高移植毛囊成活率；毛发移植后通常会经历一段置换期，患者精神压力比较大，且毛发移植手术对头皮微环境、真皮厚度、毛囊微小化等改善效果甚微，因此在植发后还需对植发区、原生发区等部位头皮毛发进行维养。

（3）美塑疗法。遮光防晒可以预防和延缓头皮衰老，毛发移植手术更加适用于没有毛囊的脱发稳定期患者，对其他类型的脱发患者以及其他头皮衰老症状效果甚微。因此，深层次全面性对抗头皮衰老则需要其他有效的手段。其中，美塑疗法是应用广泛、效果明显的头皮年轻化管理手段。美塑疗法源自法国，由 Michel Pister 医生于 1952 年创造，并应用于临床，主要是通过局部皮下导入药物达到治疗目的。此技术先后用于治疗血管炎、淋巴水肿、秃发、外形塑造等。美塑疗法安全、创伤小、疼痛感低、效果迅速、操作简单、患者接受度及满意度高。美塑疗法在头皮抗衰中已有应用，如将肉毒毒素、富血小板血浆等注射到头皮，毛发微针治疗，可以改善头皮微环境，促进毛发生长。除此之外，维生素C、谷胱甘肽等抗氧化成分，复合氨基酸、矿物质等营养成分，咖啡因、三肽-1 铜等保护毛囊成分，可以起到抗氧化，促进微循环，抑制 5α 还原酶活性，保护其他毛囊等头皮抗衰的作用。

（4）头皮养护。头皮养护在头皮抗衰中非常重要。头皮养护主要包括按摩、清洁以及护理。头皮按摩，可以舒缓头皮、促进血液循环和营养吸收、减少脱发、延缓毛发变灰白、抑制头皮油脂分泌过多。头皮清洁可以清洁毛发、维持头皮微生态平衡，一般宜选择头皮专用、温和安全的产品。头皮护理也是必不可少的，例如含有咖啡因、枸橼酸、烟酰胺、锯叶棕萃取物等成分的护理产品，可以起到抑制油脂分泌、改善头皮屏障功能、促进微循环等头皮抗衰作用。西药、中药、中成药以及保健品等口服类产品可以有效延缓头皮衰老，如含有人参皂苷、锯叶棕提取物、植物甾醇的产品，可以通过抗感染、抗氧化、抗雄激素等作用促进头皮年轻化。

（5）光电疗法。光电手段在治疗头皮抗衰等皮肤老化方面也非常重要。如低能量激光疗法，通过增加皮下组织 ATP 的合成，促进新陈代谢和血液循环，有效刺激毛囊， 调节油脂分泌，加速毛发生长，改善头皮衰老。

总之，头皮在人体皮肤最高处，所受拉力和重力比较大，松弛下垂速度也比较快，头皮衰老是内外部因素共同作用的多机制过程，可以导致多种老化症状。头皮衰老严重影响美观和身体健康，因此头皮抗衰变得越来越重要。目前，主要的头皮抗衰手段有遮光防晒、毛发移植手术、美塑疗法以及头皮养护、口服类产品、光电手段等。其中，美塑疗法因为其微创、高效、持久的优势，将成为未来头皮抗衰的重要手段。

121. 日常生活中如何预防脱发风险

生活中为防止脱发，应做到：①“三好，二平衡，一适度”，即心情好，睡眠好，身体好；营养平衡，内分泌平衡；护发适度。②早预防，早治疗。如果脱发每日超过100 根，连续时间在2个月以内或头发生长不良，日渐稀疏，就一定要早治疗，不要失去最佳治疗时机。③注意护发细节。即洗、吹、梳。此外，避免长时间使用电子产品。电子产品的辐射也是导致脱发的原因之一。

122. 脱发区域能像文眉一样，将头发文饰在头皮上吗

可以的。现在有一种技术叫头皮微着色技术（scalp micro pigmentation，SMP），是指利用文饰方法将半永久色料植入皮下，用于毛发加密修饰，起到造型、修饰及遮盖脱发的作用。

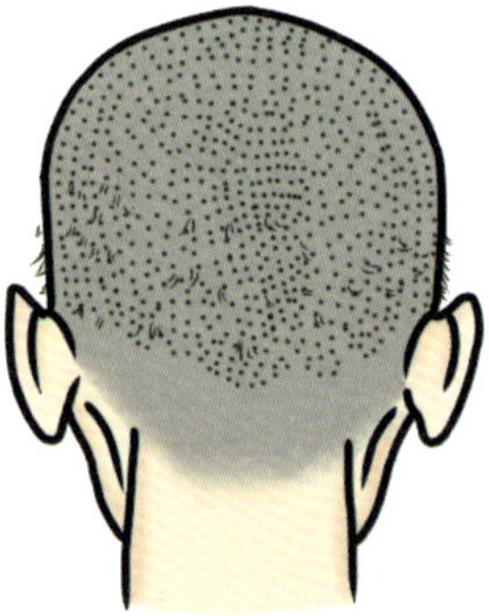
头皮微着色

123. SMP能代替毛发移植吗

毛发移植治疗脱发的效果已获得肯定。随着市场和技术的发展，头皮文饰在脱发的修饰上也有很好的效果，两者在治疗脱发上各有优势，互补增效，各有不同的特点及市场需求。

SMP的适应证包括：特殊部位脱发，发际线修饰，遮盖瘢痕，作为毛发移植术后不足的修补，女性头发稀疏的加密，无法植发或不愿意或不宜接受毛发移植手术的求美者。

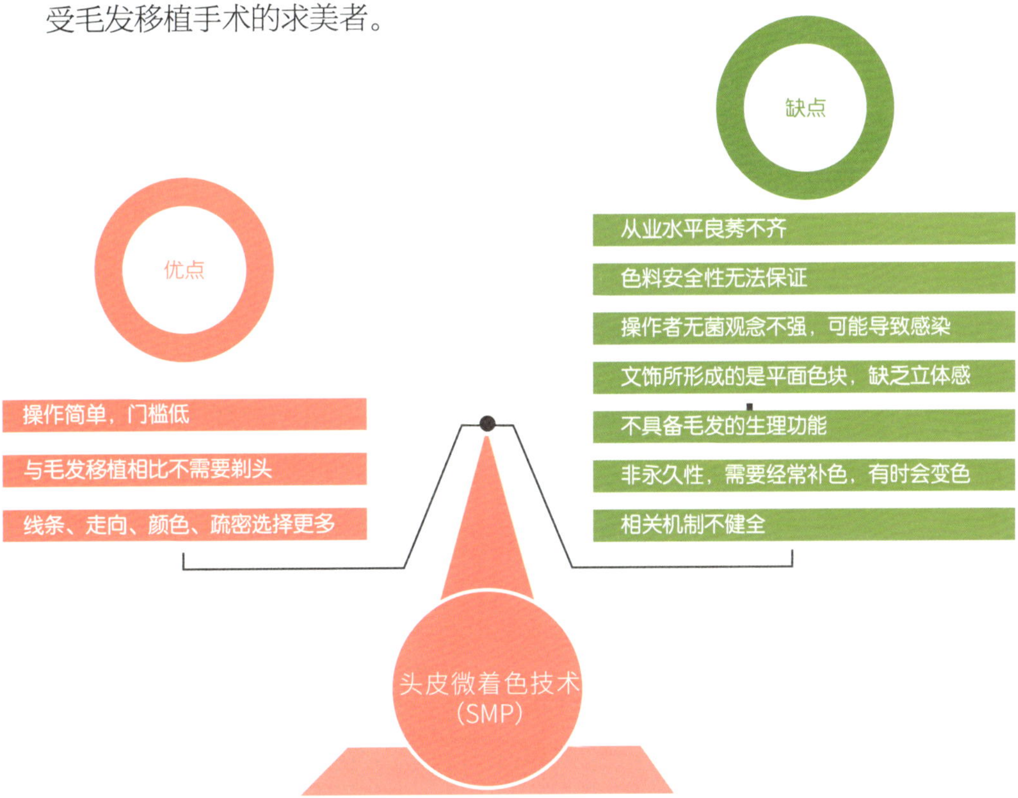